森田療法はこうしてできた

続・森田療法の誕生

畑野文夫著

三恵社

目次

森田療法はこうしてできた——続・森田療法の誕生

『森田療法の誕生』の反響と自著への不満

2016年に『森田療法の誕生』を出版した。森田正馬の日記をもとにした初めての伝記として、珍しさからか著者の期待以上に読まれている。内容に関する反響は地味なものであるが出版物にもあらわれてきた。たとえば正馬の名前の読みについては、「まさたけ」はまちがいであるという筆者の説にもとづいた「しょうま」とルビをふる本が出てきた。これから出るものもある。さらに、「必死必生の体験」についても論じ方に変化が感じられる。「必死必生の体験」は「勉強恐怖の克服」であったという愚見に同意する意見はまだあらわれていないが、変化の兆しは感じられる。森田自身が書いたことを否定するような意見であるから抵抗があるのは当然であるし、どちらも長年にわたる学会の定説だったから容易に変わるものではなかろうが、変わりつつあると思う。

くどいようだが、名前に関する資料としては、すでに挙げた『高知県人名事典・新版』(高知新聞社編)のほかに『追手前人物列伝―百三十年の歴史から―』(高知県立高知追手前高等学校校友会編)を加えておく。森田が学んだ高知一中の後身の同窓会の記録である。郷土の偉人の名前の読み方を間違えることがあるだろうか。

一方、拙著刊行後に物足りないところが出てきたことも事実である。「必死必生の体験」について、森田正馬の神経質症状が消失したのは体験の数年後、大学卒業してからであると書きながら、正確な時期となぜ消えたか理由を追究していなかった。森田の書いたことと事実との食い違いを指摘するのに精いっぱいだったのである。

もうひとつ物足りない点は、森田と教育の関係の追及が不十分なところであった。筆者は対人恐怖と勉強恐怖で鈴木知準先生のもとに入院して救われた経験をもつが、入院する前から病気という自覚はなく、性格に弱点があり、厳しい指導を受けること、つまり広い意味での教育によって悩みは解消できると信じていた。今日もこの考えに変わりはない。森田療法には教育につながる要素が濃厚にあると感じていたのであるが、それを明らかにする力も余裕も本を書いたときには無かった。

森田療法を知る前におこなったのは坐禅であった。大学入学の年に鎌倉円覚寺の師家朝比奈宗源老師の講演を聴いて感動し、円覚寺の居士林で雲水の指導のもとに厳格な坐禅を経験したが、残念ながら神経質には効果がなかった。その後農家で激しい労働に従事し、それによって超越しようと試みたが、過労のため乾性肋膜炎に倒れて三ケ月間絶対安静を命じられた。自力の努力を尽くしたが烏有に帰し、追い詰められて森田療法に頼るほかなくなり、森田正馬のもとで全治した経験をもつ鈴木知準先生を訪ねたのである。追い詰められていたことが結果としてよかったことを後に知る。

先生は診療所をほかならぬ「鈴木学校」と称しており、未熟に育った若者を再教育する場であると言っておられた。しかし、先生の講話は道元や親鸞に関する仏教的あるいは禅的な話が中心だったことと、森田の著書は仏教語があふれていることから、森田療法は仏教由来のものとの印象を深くした。入院治療は禅寺の修行のような厳しいものだったが、それが教育としての意味を持っているのだろうと理解した。その後仏教への関心が高まり、今日までに仏教書をかなり読んだが、しだいに共通点だけでなく違いにも気が付くようになった。たとえば、仏教は欲望を諸悪の根源としていて、欲望を絶つとか抑制するための修行をするのに対して、森田は欲望を否定していない。欲望は適切に調節できるとしており、欲望への対処に違いがある。長い間に禅由来説が疑わしくなってきて、森田療法と教育をあらためて考えるべきだと思うようになったのである。

『森田療法の誕生』の出版後、森田の療法の教育的な側面について考察が足りなかったことを反省した。さらに、教育学に暗かったことを思い知り、教育関係の本を読みはじめた。教育と森田の関係を調べて、これまで森田と教育との関係はモンテッソーリ教育の影響を一部の教育学者が語ってきただけであったが、それだけでなく森田自身の人生経験をも反映したものであることが分かってきた。

以上のような自著の不十分だった点を解消し、森田療法のいまだに解明されていない秘密を明らかにするために、本書を『森田療法の誕生』の続編として書いた。前著の読者を対象としたので、簡潔を旨としてなるべく重複を避けた。未読の方は前著を併せて読んでいただければ幸いである。

「必死必生の体験」の真相再考

まず、森田の神経衰弱症状がなぜ消えたかを考察するため、いわゆる「必死必生の体験」のあと全治までの数年間の森田の日記を読み直した。あらためて感じたのは、「必死必生の体験」のあと卒業までに2年生、3年生、4年生の学年末試験があり、さらに4年生の秋には卒業試験があって猛勉強をしたのであるが、勉強ができないという悩みをまったく見せていないことである。1年生のときとなんという違いであろうか。

「必死必生の体験」は「勉強恐怖の克服」であったという見解にますます確信を持ったしだいである。本人が勉強恐怖を意識しなかったのは、半年ほどの短い期間で解消されたこと、精神交互作用を起こすような強迫神経症の複雑な状態ではなかったからであろう。もともと森田の心臓神経症は精神葛藤を伴わないものであった。

拙著を読んで森田正馬を信用できなくなったという読者がいた。森田が書いたとおりの「必死必生の体験」はなかったと書いたから、森田の主著の中のハイライトである「必死必生の体験」が事実でないのならば、森田を信用できないというのである。気持ちは理解できる。たしかに心臓神経症が消失しなかったのは事実であるけれども、勉強恐怖とそれを克服した体験は存在したのである。そうでなければ森田の記述は虚偽となる。人生の転機となる体験をしたことは間違いないと考える。勉強恐怖克服の経験を強調して「必死必生の体験」と称したのである。森田療法という画期的な精神療法を確立してから7年、確実に実績を上げているにもかかわらず専門家は誰も認めてくれない。四面楚歌、孤独感を深めていたであろう。その苛立ちから療法の宣伝のために誇張した表現をしたのだと思う。はじめて森田の療法を賞賛した下田光造の『最新精神病学』第3版はまだ出ていなかったのである。(「必死必生の体験」を書いた『神経衰弱及強迫観念の根治法』の出版が1926年11月、下田の『最新精神病学』第3版の序文を書いたのが同じ年の11月である。森田は、下田が森田の新しい精神療法に賛辞を呈したことをまだ知らなかった。）

森田は「必死必生の体験」について、生前未発表だった「我が家の記録」1899年のところに次のように書き遺している。

「試験前になりても病のため思うがごとく勉強する能わず、補欠試験となさんかなど思い煩う。折しも同級生伊達君来たりその不利益を説き余に受験を勧む（同君は大学卒業後、悲観自殺す）。恰も当時久しく父より送金なくして余は甚しくこれを怨み憤り、父に対する面当て半分に自ら死を決して服薬を廃し、思いきりて試験の勉強をなしたり。然るに意想外にも脚気及神経衰弱症にはさほどの影響もなし。試験は意外の成績にて点数78・3。（注1）」（傍点筆者。森田の著書の引用に当たっては読みやすさを考慮して、片仮名を平仮名にし、新漢字・新仮名遣いに直し、一部の漢字を仮名にした。以下同）猛勉強をしたが脚気や神経衰弱は悪化しなかった、つまり神経衰弱の身体症状はその後もつづいていた、と事実のままを書いているのである。『森田正馬全集』が出版されてもこの記述に気がつく人はいなかったようだ。

傍点より前は内容に変わりないが、傍点部分はつぎの『根治法』の記述と全く違う。

「親爺に面あてに死んでやれと思い、焼け糞になって勉強した。真剣に生死を賭したのである。その結果は今までの脚気も神経衰弱も飛んでいってしまった。試験の結果は良かった。全く思いがけないことである。」この不正確な記述を悔いて前記のように訂正したのであろう。

父親からの送金については、試験開始の38日前の日記に「父より嬉しく送金ありたり」と書いている。父を恨む理由がないことは拙著に書いたとおりであるから繰り返さない。

「必死必生の体験」以後の神経衰弱の推移

つぎに改めて読み直した日記の「必死必生の体験」以後の神経衰弱症状の記録回数を掲げる。

1899年（明治32年）7月以降　心悸亢進4（3）回　脚気4回
1900年　心悸亢進2回　脚気1回　神経痛6（8）回
1901年　心悸亢進5（4）回　脚気2回　神経痛4回　神経衰弱1回
1902年（年末に大学を卒業）　5月5日「雨の日は神経痛不良なり」
1903年　心悸亢進2回

これには説明が必要である。症状の回数は初めに記したのが今回数え直したものであり、カッコ内の数字は『森田療法の誕生』に記したものである。カッコ内の数字は主として筆者の数え間違いなので訂正する。１９００年の神経痛については「脚の痛み甚だしく」という2回の記述を神経痛に加えていた。だが、脚痛は頭痛とともに神経衰弱症状ではないと思われるので今回は除外した。(頭痛は全治のあとも長い間ときどき起こしている。)

とくに問題なのは大学卒業の年１９０２年である。前著には「病気の記述まったくなし」と書いた。今回読み直して「5月5日　雨の日は神経痛不良なり」という記述を見つけたのである。前回は見落としていた。この一行の解釈は注意を要する。日記には逐一書かなかったが雨の日にはたびたび神経痛が起きていた、と読めるからである。

１９０１年10月2日に「午前、三浦先生の診察を乞う、神経痛は主にあらず、神経衰弱症なりといわる。委しく診察されず」と不満そうに書いている。「三浦先生」は、森田の恩師呉秀三とともに神経学会を立ち上げたわが国神経学の開拓者三浦謹之助(教授、東大病院長)である。森田の神経痛を神経衰弱症の症状の一つとみなしたのであろう。そうであれば、「雨の日は神経痛不良なり」を無視することはできない。森田はこの年、何度も神経痛に悩んだのではないか。

全治までの神経衰弱の推移

1903年と1904年の症状の推移にはとても興味深いものがある。なぜならば、卒業し就職してから、収入の増加につれて症状が軽快してゆくからである。日を追って日記から抜き書きしてみる。

1903年

1月5日「巣鴨病院に出勤す。病室を回診し、初めて病院に当直す。」

2月5日「礼服着用して大学に出頭し、大学助手の辞令を受く。」

2月25日「初めて月俸を受く。判任官九級俸にて一ケ月二十円なり。」

7月3日「例年の如く時々発作性に心悸亢進あり。」

7月8日「一、二ケ月以来、昔日の神経痛を忘れたり。」

8月1日「病院当直、夜例の心悸亢進発作起る。」

9月29日「慈恵医学校より教授を嘱託さる。」(初めの4ケ月は月給15円)

12月20日「大学より二十円の年末賞与あり。」

1904年

1月26日「慈恵医学校二十円に増給。」

4月5日「東京府より一ケ月二十円給与の辞令あり、則ち給与合計六十円となる。」

11月8日「父上に五十円を送る。今年四月以来父上に送金を乞わざりき。」

ここに見えるように1903年8月に心悸亢進発作を起こしているが、これを最後として症状が消えたのである。この発作の数ヶ月後に二度の収入増があり、16年にわたる父親の送金に頼る生活が終わったのである。収入増により独立した家計を確立したことと神経衰弱症状が二度と起こらなくなったこととが明らかに関連していると思われる。

1903年の年初から、大学精神科の助手として巣鴨病院へ出勤する。精神科の医局が大学内ではなく東京府立巣鴨病院内に置かれていたからである。大学職員であると同時に東京府の職員を兼ねていたから、東京府からも給与が出た。慈恵の教授になったので、三ヶ所からの給与が合わせて60円に達し、就職2年目にようやく一人前の給与取りとなったのである。自活できるようになったので1904年の3月で父親からの送金が終わったことがわかる。ようやく親がかりの身から独立を果たしたのである。森田はすでに満30歳であった。64年の生涯の半分を親がかりで過ごしたのであるから、長いといえば長かった。貧しくはないが決して豊かではなかった父親が、かくも長いあいだ学費と生活費を負担してくれたのである。森田の父親に対する感謝の念は測りがたい。乏しい家計の中からさっそく父親に送金している。

森田の半生は学ぶことに費やされた。その間、父親の送金に支えられたのであるが、一方では父親からの送金の遅れに悩まされつづけた。父親の送金遅れの回数は正確にはカウントできない。しかし、日記から想像するだけでも、「必死必生の体験」の記述に見るように、送金遅延に対する蓄積した恨みの感情は根深く、森田のトラウマになるほどであった。中学生の時、突然教師から、午後から授業を受ける資格なしと通告されたことがある。父親からの授業料の納付が無かったからである。級友たちから少しずつ借金してようやく急場をしのぐ始末であった。森田にとって父親からの経済的な自立は、生命の自由を取り戻すといってもよいような出来事であったと思う。父親からの自立が神経衰弱からの解放をもたらしたとみてよいであろう。

幼少期の教育体験

森田の神経衰弱が父親からの独立と同時に全治したとすれば、神経衰弱発症の原因も父親との関係にあったことが考えられる。日記を書き始めるのは20歳に近い中学校卒業の前であるから、それより7、8年前の発症の時期についての記録は、「我が家の記録」のうちの３ページ分（注２）と『神経質ノ本態及療法』の「付録」（注３）６ページ分が資料のほとんどといってよい。前者の該当部分は１９２５年に書かれたと見られ、後者は１９２８年の初版である。後者は前者を基に部分的に詳しく書いたと考えられる。資料としては「我が家の記録」のほうがまとまりがあるので、これを基本資料とする。わずかな記録から掘り起こさなければならないので立証は困難であるが、日記から高等学校への進学をめぐる父親との葛藤が詳細にわかるので、かなり真相に迫ることができると思う。

「我が家の記録」を読んでみよう。

「発育は徳弥より劣りたりしも、既に四五才にしてよく書きよく読みたりという。五才ばかりの時、村の小学校に入り成績常に優等なりき。」

身体の発育は弟にくらべて劣っていたようだが、満年齢でいえば３、４歳で読み書きができたというのだから知的には優れており、小学校でも低学年のうちは優等生だった。『本態及療法』には幼時について次のように書いている。「余は先天的に神経性薄弱の素質を持っていた。先づ少時、寝小便たれであった。十二才頃迄は、時々遺尿をした。」

「父はその頃、小学の教師をなし、この子に対する教育、余り厳格にして、後には正馬学校に行くことを嫌い、拒みて泣きたることなど記憶に残れり。九才頃、『古文真宝』を素読し「屈原既に放たれて……」を「鼻たれて」と可笑しく思ひたること。」(『我が家の記録』以下同)

この時代は教員養成が間に合わず、村の知識人は小学校の代用教員として求められた。漢学の素養があった父親は、地主の生活で時間もあったから要請に応じて漢文の初歩を担当したようである。中学年になったころ、子ども用の教科書として古来珍重された中国の古典『古文真宝』の素読を自宅で父から指導された。父親の世代にとっては普通のことだった漢文素読を強いられ、森田は拒否反応を示したのである。厳しい教育であったようだが、学校へ行くのを嫌がって泣いたというのは、森田の神経質の過敏ぶりを示すものであろう。

「十一才、『蒙求《もうぎゅう》』を父に教えられ、その一枚を記憶する能わずして夜を徹するに至りたることなど今猶ほ記憶に残れる所なり。かく父の過酷なる教育を受けたるため、その小学校時代の終り頃はかえって読書を嫌うようになりたり。」

父親の江戸時代式の厳格な教育は、その熱意にもかかわらず森田に対しては逆効果となってしまったようである。子どもを見る目が無かったというべきか。森田の素質が思いのほかの近代人であったのか。ともかく家庭での教育に失敗したのである。

「十二才の頃小学を卒業したるも、父はその頃既に小学教師を止めかつ農事繁忙のため最早子の教育を顧みず、またその頃の小学校教師は学力なく間に合せの人のみなりければ、小学卒業の後も、殆ど手紙を書くことも出来ざるほどなりき。」

森田が小学校を卒業のころ、折しも地租改正という新政府の過酷な増税政策が断行され、全国の地主層が困却疲弊した。森田家も例外ではなく、かなりの土地を処分し、なおかつ地主から自作農にいわば転落したのである。父親の苦労も並大抵のものでなかったはずである。もちろん教師をしている時間はなく、子どものことを考える余裕をなくしたようである。

中学校入学と神経衰弱の発症

「その後一二年間の間は殆ど何すともなく徒らに過ぎ、十四才（明治二十年九月）母に連れられて高知に出て、母の知人岡崎氏の家に宿し、高知県立中学校に入学す。学力なく成績不良なり。」

小学校を卒業した後2年間、何もせずに過ごしていたらしい。自筆の年譜では卒業の2年後に中学校に進学している。野村章恒著『評伝森田正馬』の巻末年譜では小学校卒業してすぐ中学校に入学したことになっているが、誰もがそう考えるであろう。さしたる理由もなく、小学校を卒業して2年も無為に過ごしているというのは今日では理解の外である。当時の義務教育は子どもを小学校へ入れる親の義務であって、授業料を払う必要もあったから貧家では学校へ行かない子どもが珍しくなかった。したがって、森田少年が家で過ごしているのも格別不自然ではなかったのであろう。しかし、教師生活を経験して教育熱心に見えた父親が、いくら多忙になったとはいえ子どもの教育を忘れるというのは大きな変わりようである。小学校中学年以降、森田は勉強嫌いの無気力な少年だった。幸い当時の中学校は無試験で入学できた。森田は幸運な時代の人で、高等学校も大学も無試験で入学できた。年々進学熱が高まったため、数年後の人は入学試験を課されるようになったのである。

「中学二年生の頃、心臓病（後に至りて実は神経質なりしことを知る）にて医療を受くること殆んど二年間に亘り、二年級にて一回落第す。」

神経衰弱による心臓病の発症である。後の例からみて心悸亢進発作を起こしたのであろう。医者は重篤の扱いをして安静を命じたのではないか。16歳の少年がどのように受け止めたのだろうか。そしてなぜこの時期に発症したのか。こののち15年にわたる人生最大のできごとの始まりにもかかわらず、記録は多くを語ってくれない。

医師の助言にしたがい、療養のため一年休学し、2年生をやりなおす。大きな変化があらわれるのはつぎの3年生のときである。

家出して上京

「十八才、中学三年級の時、父が常に学資を制限するを憤り、苦学自ら成業せんと決心し、同級生池君と共に無断上京す。志す処は郵便電信学校（三年過程）にして、先づ自活の道を求め、然る後、己れの志す所を勉強せんと欲するがためなりき。上京後は池君の知人、広瀬氏（電灯発明者）の土蔵の二階を借りて自炊生活をなし、一私立予備校に入学し、その間睡眠時間を四時間に制限し二三時間の散歩をなし、その他は全く勉強に当てたり。初め苦学独立の決心なりしも、実際には意の如くならず、上京早々より既に父の仕送りを受け、二ケ月ばかりにして脚気に罹り、下宿屋に移りたるも、終に歩行も不自由になりて帰国するに至る。これによりて自ら大に自己の無謀を悔ひ、後父に服従することとなり、中学に復校す。」

心臓神経症の発症から2年、無気力だった少年の突然の無断上京に驚かない人はいないであろう。この2年間に少年は思春期を迎え、心は大きく成長していたのである。われわれには突然に見える向上欲の発現は、順調な成長の証である。無断で上京するとなれば、交通費や東京での当面の生活費を密かに小遣いのなかから貯めるのであるから、かなりの準備期間を要したはずである。重大な決心をする理由となった「父が常に学資を制限する」のはおそらくかなり早くからあり、憤りの感情が長い間に蓄積して我慢しきれずに決行に至ったのだと思われる。

森田と父親との関係は複雑になった。わずか2ヶ月で上京の目的が破綻をきたし、帰郷の費用まで仕送りを受けるという屈辱は、取り返しのつかない禍根になったはずである。こののちは父親に服従する（父親の言葉に逆らわない、というくらいの意味であろう）と同時に送金の遅れに憤るという生活がさらに10年以上にわたって繰り返されるのである。無謀な企みという結果になったが、父親の制約から脱して自活しながら学問をしようとした森田のやむにやまれぬ向学心・独立心は驚嘆するべきものがある。

この家出に至るまでの経緯を考えてみると、おそらく父親が学資を出し惜しみ、送金が遅れる事態は中学校に入学してまもなく始まっていて、心臓神経症発病の原因になったのではないかと推測できる。家出の決心は半年一年の我慢ではなく、2年3年の我慢の結果ではなかろうか。そう考えるのが自然だと思う。

森田の中学校生活は順調とはいえなかった。2年生で心臓病により落第、3年生で無断上京の結果また落第、5年生の卒業直前には腸チフスのため2ヶ月病床に伏して三度目の落第をした。5年間ですむところを卒業するのに8年かかった。入学の前に2年間遊んでいるから、順調に進んだ人に比べて5年も遅れたことになる。

「九才か十才ばかりの時なりけん、村の寺にて極彩色の地獄の絵を見たるより後、しばしば死後のことを思い死を恐れ夜睡るあたわず、夢にうなされたることなどありき。ために中学時代にも宗教的のことに心を傾け、また奇術、奇蹟、その他迷信的のことに深き興味を有し、呪詛《じゅそ》、卜占《ぼくせん》、骨相、人相等の書を愛したり。而して将来の希望として哲学を志すに至る。」

「学業は多く課程に忠実ならず、博く雑書を読み、心理、論理、経済、法学通論などを読み、多く哲学的のものを好みたり。」

地獄絵のエピソードは、森田の不安に陥りやすい神経質の素質を語ったものとしてよく知られている。それによってしだいに哲学を好むようになったことがわかる。「将来の希望として哲学を志すに至る」という一行は重要である。前著に記したように、中学時代の読書内容は幅が広くまだ傾向は明瞭ではない。雑読といってよい。ともあれ、自らの体験から「生死の問題」に関心は向い、精神医学の道への伏線となるのである。『本態及療法』の「付録」の冒頭に、地獄絵の体験についてつぎのようにつづっている。「余が精神病学を志すに到った因縁はこれを追懐すれば、遠く余の幼年時代に遡ることが出来る。」

幼時の体験が精神病学に、延いては森田療法につながっていることがわかる。

家出事件で突然の向学心と父親から独立する志を見せた森田であるが、学校で良い成績をとることに熱心ではなかった。興味のある分野の自由な勉強を望んでいたのである。森田の独創性のあらわれであろう。読書に励むとともに、武道にも取り組み、さかんにベースボールを愉しみ、級友たちとの交際も活発であった。日曜日や夏・春の休暇中は高知から20キロの道を歩いて自宅へ帰り、父親の命で稲刈り、養蚕、籾摺《もみす》りなどの農業を手伝った。掃除、水汲み、糸繰り、綿繰りなど女性の仕事とされていたものも姉の指示にためらいなく従った。充実した生活を送っていたのである。

高等学校進学をめぐる父親との確執

無断上京から3年ほどは無事に過ごしていたけれども、中学卒業を目前にして高知の下宿先で腸チフスにかかり、弟の献身的な看病によって命を取り留める。2ケ月の病臥ののち卒業試験を受けるが、体力が無く落第したことは前述のとおりである。

体力が回復した後は、「この頃頭痛ながら、勉強すること多し、今日は十時間にわたり、普通は六時間ばかりなり、この週勉強二十九時間」というような日記が書かれ、進学欲が旺盛なところを見せている。ところが卒業まで半年のころ、父親との進学をめぐる衝突が勃発する。森田自身は予想していたことであろう。このときが来るのを恐れていたのではないか。

1895年2月24日の日記「父より卒業後の志望を問わる。余は高等学校に工学を修めんという。父は余が病弱なると財産を失うの恐あるとの故をもって岡山に医学を修むべしという。余は医を好まず。もし我目的を達し得べからずば、余は独学をもってこれを遂げんがため家を出づべしという。また父は徒らに大志を思い止まり中学卒業後は奉職をなすべしという。余は今高等学校に進む予備教育として中学を修めたるに徒らにこれを放棄するならば余は寧ろ家に帰りて鍬を採らんという。父は大いに怒りてなおもしかかる無責任の言をなすならば今日より学校に送るの必要なしなどいう。

父より五円を得て出高す。途、我将来の目的に関する空想と煩悶とにわき目もふらず、何時過ぎつるとも知らず高知に着く。」

当日に書かれた日記は、数十年後の「我が家の記録」にくらべて切実感がちがう。前著に書いたので詳細はそちらをお読み願いたいが、父親は家の財政を考慮して、中学卒業後就職するか、どうしても進学したいなら2年制の岡山の医学専門学校へ行くよう提案している。本心では哲学の道に進みたかったものの、国家の役に立つ仕事をしなければならないという明治人らしい義務感も森田にはあり、手先の器用さを生かせる工学に進みたい、と希望を訴えた。互いに譲らず平行線をたどり、5月にも話し合ったが進展はなかった。

月末に卒業する6月の20日になって、人生の大きな転機となる幸運が訪れる。

「今日しも土佐出身の人、大阪の大黒氏がわが中学卒業生二名を選び学資金を与えて大学に医学を学ばしめんとすとの噂を聞き、安並先生に到り余の目的を告げて語るところありたり。」

「余は医学を好まず」といっていた森田だが、何が何でも千載一遇の機会を逃さなかった。父親は不機嫌であったが、費用が掛からないことからしぶしぶ高等学校から大学までの進学を認めたのである。しかし、大黒氏が養子になることを条件としていることを森田は父親に告げなかった。父親が決して許さないと考えたからであろう。父親を騙して進学を決めたのである。周知のとおり、入学後に父の知るところとなり、父が七ヶ月分の費用を大黒氏に返済し、森田が父の勧める従妹との結婚を承諾するという条件で決着した。結局、森田のやむにやまれぬ進学への願望が幸運を招き成功をもたらしたといってよい。

父親が頑固な人だったことは、日記からもわかる。森田は中学卒業前の冬休みに日記を書き始めるのだが、その冒頭に、冬休みを利用して級友と県内の旅をする記録がある。

１８９３年12月22日「冬休は数人の学校の友と申し合せて安芸方面に弥次喜多旅行を試みん計画なりしかば、これを父に乞いしに父は贅費なりとて許さず。然らば無銭にても行くべしとて、出懸けるを、母は見兼ねて余に一円を恵み呉れたり。」

旅の計画を話して父に費用を求めるが断られる。ついに無銭旅行をするといって憤然と家を出ようとしたとき、見かねた母親が一円を握らせてくれた。わずか1円で14日間の旅行をしたのである。「此の旅行に要する費用は、宿泊料十二三銭、昼食四五銭、わらじ六厘、酒一升十五銭抔なり。」ほとんど無銭旅行にひとしかった。贅費ではなかったのである。

読んでいて何と冷たい父親であろうかと思う。われわれには家計の実態がわからないが、卒業前の最後の旅行なのである。わずかな旅費を惜しむ理由があるのだろうか。父親は金銭に厳しいところを息子に示すことが教育上必要と考えたのかもしれない。学資の送金がしばしば遅れるのも、厳しさを教え、節約する生活習慣を身に着けるよう息子を導くための意図的な行為だったという見方もできよう。森田を大学まで行かせることができたのであるから貧しくはなかったが、家計に余裕はなかったようである。弟の徳弥は小学校を卒業して郵便局に就職した。弟は森田以上に勉強ができたというから進学したかったのであろう。（弟が犠牲になったことを済まなく思っていた森田は、収入を得て自活できるようになるとすぐ、弟を東京へ呼び寄せて医師になるための勉強をさせる。幸い慈恵医学校に合格するが、在学中に日露戦争で戦死するのである。）

こうして父親との闘いにいわば勝利して高等学校への進学を果たし、大学までの学問と生活を保障された。高等学校の医学コースへ入ったのであるから、将来の医師の道もほぼ確実になった。森田には大きな壁がなくなったかに見える。腸チフス以降は、高等学校時代はさしたる病気をしていない。挙げれば「坐骨神経様の腰痛」が始まったことくらいである。

大学に進んでからは、脚気と心悸亢進発作を気に病み医者にかかることが増えた。神経症がしだいに明らかになったのは名医がそろっていたことも理由であろう。神経衰弱がやや悪化したようである。入学後勉強が手につかなくなったことの原因を神経衰弱のためと森田は書いている。しかし、心悸亢進のあった翌日に相撲を取ったりしており、精神葛藤が無かったから悩みは長引かなかったはずであり、日記を読む限り得心がいかない。筆者が見るところ、勉強ができなくなった理由は高等学校の卒業試験にとても苦労したこと、そして大学に無試験入学を果たして安心したためであろう。化学の試験にはとくに苦労していた。今日でも、目標の東大合格を果たした後、気が抜けて勉強意欲を失い脱落する学生がいると聞く。さして難関でもなかった筆者の大学でも複数いたこと知っている。神経衰弱のために勉強ができなかったとすれば、高等学校時代になぜ起きなかったのかを説明できない。高等学校時代に心悸亢進発作のほか脚気も始まっていたからである。

一見順風満帆に見える高等学校以降の森田の生活であるが、表面には現れない壁が存在したと思われる。それは父親からの送金の遅れである。遅れに悩む様子は日記にあまり見られなくなるのだが、心配は卒業後まで続いていたように思われる。あるいは、常に遅れを心配せずにはいられなかった、というのが当たっているかもしれない。

中学3年時の家出事件で明らかになった父親との確執は、いったん高等学校への進学実現によって解消されたように見えたが、それで終わってはいなかったのである。神経衰弱の悪化がそれを示している。ときどき日記に現れるように、送金の遅れがつづいていたからであろう。ともあれ、森田の神経衰弱が、父親の学資を惜しむ行為によって発症し、15年の煩悶を経て、経済的に自立することによって解消したと見ることができるのである。

森田と教育

冒頭に鈴木知準診療所は「鈴木学校」であり、未熟に育った青年を再教育する場であるとされていたことを紹介したが、それは鈴木先生自身が森田のもとで受けた「家庭療法」を教育ととらえたからであることは疑いない。

森田療法が教育であると考えた人は少なくない。森田の『神経衰弱及強迫観念の根治法』に一症例として載っている黒川邦輔（当時陸軍中尉）が、50日の入院日記の最後に書いている。(注4)「五十日の修養――治療とはいひたくない」と。これが大きな転換を果たした入院体験の結論である。修養とは、修行、鍛錬、人格の陶治といった意味であり、人格向上のための教育と言い換えられるだろう。森田の患者のなかの優等生と目される黒川の感想だけに重みがある。「治療とはいひたくない」というのは筆者と全く同じである。

戦後わが国精神医学界の指導者として内村祐之の後継者となった秋元波留夫が森田療法についてこう書いている。(注5)

「森田療法の目標が彼のいう「神経質―森田神経質」（ほぼ不安障害に該当する）の症状の解消ではなく、森田神経質になりやすい素質である「ヒポコンドリー性基調」を陶治して自己に備わった能力を生き生きと発展させ得るようにするということからも明らかなように、それはまさに不安障害になりやすい脆弱性（その生来性素質が神経質という性格）に対するとりくみであり、この治療によって不安障害に悩んだ多くの人たちが、環境ストレスに対処することができるようになり、社会的に活躍する人材が育った。森田療法はその意味では一種の人間教育でもある。」

森田療法の本質を「症状の解消ではなく自己に備わった能力の発展」ととらえているのはさすがである。しかし、最後の一文はやや曖昧である。「一種の人間教育である」というより「森田療法はその意味で教育そのものである」とするのが正しいと思う。人に備わった能力を発展させることが、そもそも教育の目的なのであるから。教育は単に知識を与えることが目的ではないのである。教育の本を読み込んだ筆者は、そのような考えを持つにいたった。

さらに秋元のつぎの言葉は重要である。

「森田療法の真髄は「生活態度の転換が主で、症状の治療は二次的のこと」ということができる。森田神経質の症状は、神経質の人の生活態度（生き方、人生に処するしかた）がかわれば、おのずから消える。しかし、ひとり森田療法に限らず、およそすべての精神療法は、その方法は異なっても、そこに帰結するのではないだろうか。」

森田療法の原理である「生活態度を変えること」がすべての精神療法の核心であるとして、精神医療に携わる者は森田療法を知ることが大切であるとしている。神経質者の「生活態度を変える」ことを指導する教育こそが、森田療法の真髄ということになろう。筆者はこれこそが正しい森田療法のとらえかたであると信じる。

教育学

先にも記したが、森田を教育の方面から論じようとして、教育学の知識があまりにも足りないことに気がついた。森田も若いときに読んでいるルソーの教育論『エミール』やソクラテスに関するプラトンの主要著作はかつて読んだことがあった。しかし、これだけで教育学を分かるわけがない。そこで、遠回りだが戦後わが国の代表的な教育学者数人の主な著書を読むことから始めた。

教育学の著作を読んでみると教育史に関する著作が多いことがわかった。とくに制度論を語るものが多く、戦後は保守党の復古的な教育政策に抗議したことで、厳しい学者生活を余儀なくされた真摯な学者が少なくないことを知り、敬意を覚えた。しかし、森田の「人をいかに変えるか」といった実践的教育を求める立場から見ると、隔靴掻痒の物足りなさがあったのも事実である。だが読書を通じて優れた教育の実践者がいたことも知った。戦前戦後に生活つづり方運動に献身した教師たちや、国語の名教師大村はま等である。しかし、もっとも感銘を受けたのは斎藤喜博《きはく》と林竹二のふたりであった。

斎藤喜博は群馬県南部の片田舎の小さな公立小学校「島小学校」の校長として11年

間の在任中に、教師たちとともに自由で自立した子どもを育てて全国に知られた名教師である。その1950年代から70年代にかけての仕事は『斎藤喜博全集』全18巻にまとめられている。読み始めたら手放せなくなり、一気に全巻を通読した。授業に集中し、落ちこぼれもいじめもなく、明るくて学力も勝れ、合唱や体育の能力が高い子どもが育ってゆく様には感動を禁じえず、ほんとうの教育のもつ力を知った。若き日の大江健三郎に泊りがけの見学記「未来につながる教室――群馬県島小学校」がある。「その一年生たちの顔にみなぎるものの、なんと感動的だったことだろう。眼がキラキラしている、頬に集中力があふれている」と授業風景を鮮やかにとらえている。6年間このような生き生きとした授業を享けられたら、神経質で悩むことはないと信じられるような教育である。公立小学校の義務教育でこの見事な教育が実現されたというのは驚くべきことである。斎藤の著作は、神経質者は読むだけで励まされること請け合いである。一読をお勧めする。

林竹二は東北大学でソクラテスやアリストテレスを研究した哲学者であるが、国立宮城教育大学の学長在任中に斎藤喜博の全集を読んで触発され、全国各地の小学校へ三百回におよぶ出前授業をおこなったという人である。幕末の開国のような高度な問題を教えることを通じて、小学生がもっている熾烈な学習意欲を発見する。特殊学級の子供たちにも強い学習意欲が潜在していることをつかみ、あらためて教育の可能性に目覚める。そして定年退職した斎藤喜博を教授に迎えて教師志望の学生に教授法を伝授させた。斎藤との親交を深め、授業に集中することによって子どもが変ることを確認して「子どもが変らなければ教育ではない」という点でふたりは意気投合する。『林竹二著作集』全11巻は半分が教育論に割かれているが、斎藤の著作と同様「巻を措く能わず」という読書体験を味わった。

二人の著作を読んで、モンテッソーリ教育を思い出した。方法は異なるけれども、斎藤とモンテッソーリによって育ってゆく子どもの姿がとてもよく似ている。ほんとうの教育とは何かを実感をもって理解できるようになったと感じ、モンテッソーリ教育をもっと掘り下げてみようと考えた。

しかし、すぐにモンテッソーリにとりかかるのは避けて、先行する欧米の教育学を、近代教育学の祖とされるコメニウスにはじまり、イギリス経験論のロック、社会進化論のスペンサー、児童中心主義の教育学を唱えたペスタロッチ、その後継者で幼稚園の父とされるフレーベルからアメリカの教育哲学者デューイまで、彼らの教育に関する主要著作を読んでみた。そこには、マリア・モンテッソーリにつながり、森田に及ぶ教育思想が含まれていた。

一方、精神医学の方面、とくに知的障碍児の教育についても調べてみた。19世紀初めに知的障碍児教育を切り拓いたフランスの医師イタールとその弟子セガンの著作を通じて、モンテッソーリの精神医学面での直接的な先達の障碍児教育を知った。感覚教育と知的発達が関連しているというモンテッソーリに受け継がれる極めて重要な教育思想の系譜であった。後に教育病理学を東洋大学で講義することになる森田にとっての先達であることも知ったのである。

まぼろしの論文発見

モンテッソーリと森田の関係について掘り下げてみようと、名古屋の森田療法家林吉夫氏にお願いして、「日本森田療法学会雑誌」に発表された過去の関連論文を探していただいた。時間をおかず、つぎの論文が届けられた。発表順に記号をつけて挙げると、A豊泉清浩「森田療法における教育観に関する一考察」(注6)、B我妻則明「森田療法の起源とモンテッソーリ教育法との関連についての研究」(注7)、C豊泉清浩「森田療法における絶対臥褥と作業療法の人間形成的意義——モンテッソーリ法の観点から」、もう一点は北海道教育大学釧路校紀要に掲載のD加藤敏之「森田学説に対する児童学の影響について：モンテッソーリメソッドとの関連」(注8)、以上4論文である。

2005年から2007年の3年間に集中しているこの4論文はつながりがあり、Aが最も早く、BはAを受けて書かれており、CはBを受けており、DはBを受けていて豊泉論文には触れていない。いずれも教育学の立場からモンテッソーリ教育と森田療法の関連を論じている点で共通する。我妻と加藤は森田の知られざる論文「低能児の教育に就て」を採り上げて論じているのに対して、豊泉は読んでいないようである。しかし、これを読んでいるいないのは質にかかわる問題ではない。我妻は森田が全集中で16回モンテッソーリに言及しているとし、『森田正馬全集』中の該当箇所を挙げている。筆者が調べたところ、我妻は第26回形外会（1932年）と第37回形外会（1933年）記録中の2ケ所を見落としている。森田の言及は18回となる。

3者ともモンテッソーリの教育観が森田療法の確立に影響を与えたという論点で共通しているが、思想的な共通性を深く掘り下げている点で豊泉論文Aは優れていると思う。豊泉は森田の入院療法の体験があるようで森田療法に対する理解が深い。以上の論文についてはのちに再び触れることにする。

これらの論文と、長谷川洋三著『しつけの再発見　親子で学ぶ森田療法』（白揚社、1981）を読んで、筆者ははじめて森田の「低能児の教育に就て」の存在を知ったのである。驚きであった。この論文の主旨は日記にも著書にも書かれているので『森田療法の誕生』でも触れている。しかし、論文そのものを知らなかったのである。言い訳がましいが、『森田正馬全集』にはもちろん付録として編纂された『森田療法文献目録』にも掲載されていなかったためである。国会図書館には、この論文が掲載された雑誌「児童研究」の1914年前後の3年分が所蔵されていないことが分かった。『文献目録』にすら掲載されなかった理由はこれであろう。全集編纂の時点で存在が把握されていなかった。知られていれば、森田の他の児童論と比べて明らかに長くかつ重要であり、当然全集に収録されていたはずである。いずれにしろ、筆者の不勉強を弁解する余地はない。

その後すぐ国会図書館から紹介された別の所蔵先へ出向いて論文のコピーを入手することができた。遅れたとはいえ、筆者にとってこの論文を読むことができたことは、森田療法確立の契機を知るうえでまことに幸いであった。

「低能児の教育に就て」を読む

森田は１８９９年、大学1年生の終わった初めての夏休みに帰郷したとき、「児童研究」４冊を読んだと日記に記している。この月刊誌を定期購読していたようで、学年末試験のために読めなかった分を郷里へ持ち帰ったのであろう。児童論への関心の強さをうかがわせる。この日本児童学会の機関誌「児童研究」は今日なお存続する伝統ある児童研究の専門誌である。児童を、教育学ばかりでなく心理学・生理学および医学（小児科学・衛生学・教育病理学）など多方面の専門家が参加して総合的に研究する学会の熱心な会員だった森田は、１９２２年には日本児童学会の編集委員となっている。

１９１４年3月、日本児童学会3月例会で宿題報告として「低能児の教育」の演説をした。その速記をまとめたものが「低能児の教育に就て」として月刊誌「児童研究」の１９１４年8月から8回にわたって連載されたのである。内容は、児童の知的障碍の種類・程度・研究史・心身の関係・知・情・意などについて縷々述べた後に、前年の春14歳の知的障碍のある少年を自宅に預かってモンテッソーリ法による教育をおこなった経験を語った障碍児教育論である。

１９１３年4月29日から5月25日まで、精神遅滞児を自宅において教育を試みたことが日記に記されている（少年の名前は伏せた）。

4月29日「今日よりM（十四才、低能児、中学一年生）を預り世話す。」
4月30日「M、時計の時間を知らず。」
5月4日「児童研究会に出席、低能児教育に関し作業について二回討論す。」
5月5日「M、作業すべて拙くして注意集中八九才の児の如し。」
5月6日「M次第に悪戯多し、遅鈍にして重聴あるが如く思わる。」
5月7日「Mに漸く時計の時間を教え得たり。」

翌年3月の日本児童学会での講演が宿題報告であるから、そのための準備だったのであろう。もしこの障碍児の教育に成功していなければ講演は違ったものになったはずである。著書『精神療法講義』(注9)にはつぎのように書いている。

「モンテッソーリ女史の幼稚園では、すべて児童に強いて物を教えるということなく、小児の自発活動を亢奮させるところの手段によるのであるが、怠惰でかつ悪戯などするような小児はこれを譴責懲戒する等のことはなく、これを病人として安楽椅子に寝かせ、他の児童の活動する有様を見せて置くのである。余はかつてある十四才の低能児でその親も家庭教師も共に、この子には時計の時間を到底覚えさせることが出来ぬとあきらめていたものに、まず初め充分退屈させて自発活動を起させ、強いて教えるということを一切せず、その後本人が雷の距離を推測するということから時間に関する興味を起し、のち一週間も経たない内についに時計の時間を読むことができるようになった。」

精神遅滞児の教育にモンテッソーリ法を用いて成功した体験の長い論文を巧みにまとめているといえるが、原文の熱量は伝わってこない。感覚に訴えるものが何もないからである。筆者はこれを読んでいたがあまり興味をかきたてられることはなかった。たとえば、時間を理解させようとする森田の苦心と少年の内発的好奇心との偶然的な出会いを語るつぎの一節によって、筆者の言わんとすることが分かっていただけるであろう。

「この児がついしたことから時間に興味を起した。第一の動機は意外の出来事であって、私が時間のことを教育し始めてから四日目のこと、私が雷の距離を測定してあれは幾丁《いくちょう》、今の雷は幾許《いくばく》といって聞かしたところが、彼は如何にして眼に見えぬ雷の距離を知り得るであろうとの好奇心を甚しくそそり出したるものと見え、しきりに私にその故を問い、その測定方法の教えを求めたことから起ったのであります。私は十分彼の好奇心をそそり精神の緊張を待ちて初めて音の速度と一二三四……と秒時を測る方法とを教えてやったところが非常に喜んで自ら一二三四……を反復し熱心に秒時を測ることを練習して初めて五分を領会し、十分を知りついに何時何分を知得することができるようになったのであります。」

「低能児の教育に就て」のこの記述を読んで感動するのは筆者ばかりではあるまい。森田にとっても画期的な出来事だったのではないか。児童心理学に詳しいはずの聴衆にも、モンテッソーリ教育の実践報告は耳新しいものだったはずである。

モンテッソーリ教育の受容史を調べた吉岡剛の「モンテッソーリと日本」(注10)によれば、モンテッソーリ教育のわが国への紹介は明治の有力新聞「萬朝報《よろずちょうほう》」1912年1月11日の「最近各国に行はるるモンテスソリ教育を見よ。欧州諸国の教育方法は僅々数年間に全くその面目を一新せるものなり」という記事が最初とのことである。この記事は、欧米で注目され始めたモンテッソーリ教育について報じたアメリカの雑誌報道にもとづく紹介であった。森田の試みはその1年後であり、わが国におけるモンテッソーリ教育の実践報告としては極めて早いもののひとつと考えられる。

この論文でさらに重要なのは最後の一節である。

「終りに臨んで世の児童教育にたずさわる方々に望みたきは軽き低能児を事情の許

す限りその家庭に預りて世話することであって、これにより教育者はその低能児につき精密なる観察をなすことができて教育上大いに得るところがあることと思う。また一方には低能者を有する家庭および周囲は普通その低能者に対し種々有害な事情の伏在する所であるから、親達は成るべくその低能児を自分の家庭に置かないで信ずべき教育者なり医者なりのところへ頼み、その児童の教育上のことを一切打ち任せた方が最も有効な方法であります。これをもって私は低能者本人のためにも社会のためにも一挙両得の策であると信ずるのである。」

実際に障碍児を一ヶ月にわたり家庭に預かり教育に成功した人でなければできない発言である。聴衆は児童学会の会員つまり専門家ばかりであるが、これをどのように聴いたのだろうか。森田の勧めにしたがったひとがいたであろうか。森田の行為は稀有のことだったように思われる。

何ゆえにこれが重要かといえば、神経質の入院療法の原型となったからである。患者を家庭に預かって家族と同様に扱うという治療法が試されたのであり、それは森田のような愛情豊かな人物にしてはじめて実現可能となったのである。

森田は、１９１９年に神経質の家庭療法を始めるが、その４年前にほぼ治療法は出来たと言っている。「低能児の教育に就て」は、さらにその前々年から前年にかけて雑誌掲載されたものであり、モンテッソーリ教育実践の成功が神経質の治療法の完成に大きく寄与したとみられるのである。

自筆年譜の「1915年8月8日　多年の心悸亢進発作一患者を一回診察にて根治す」という一行がほぼ完成の時期を示している。しかし、この成功にもかかわらず、家庭療法はすぐにはおこなわれなかった。一例の心悸亢進発作患者が治癒したとはいえ、家庭療法を行うためにはまだ準備は不十分だった。自筆年譜の1919年4月「永松(アイ)看護長、余の二階に転居静養し、余の神経質家庭療法の動機となる。この年入院患者十人。」このときまで待たなければならなかったのである。

神経質の治療には原因の究明がまず必要であり、森田自身が母親の神経質性格を受け継ぎ幼時の父親の教育の失敗により神経質性質が形成されたと考えていたから、まず幼時における養育を探求しなければならなかった。折しも、モンテッソーリ教育を知る前年の1911年に、諦めていた子宝に恵まれた。M少年を預かった年に2歳となり、ちょうど家庭教育を始める時期が来ていた。わが子が児童研究の格好の材料となり、モンテッソーリ教育を試みる絶好の機会がおとずれたのである。

育児日記

森田は長男正一郎の誕生とともに、育児記録「金太郎の日記」を書き始める。金太郎は初めに付けた名前である。聞きつけた親友が学校でからかいの対象になるから改めるよう忠告に来たので正一郎に変更したのであるが、日記の題名を変えなかったのは愛着があったからであろう。それは極めて詳細な観察記録である。残念ながら原本は現存していないけれども、正一郎が１９３０年20歳のとき肺結核で死去したのちに自費出版した『亡児の思ひ出』(注11)に長い引用がされている。保育器に入ってもおかしくないほど小さく生まれ、虚弱だったから父親としての心配もひと方ならないものがあったことがわかる。

１９１２年「二月末（五ヶ月半）この頃、人の顔あるいは眼前に動かす手などを認めて、視線をその方に精密に向けることができるようになった。」

１９１４年「十一月（二年二ヶ月）いつの間に覚えたのか、この頃、引き出しの中から金槌と釘とを取り出して、釘を打つ真似をするようになった。」

１９１４年「十二月（二年三ヶ月）現存有する詞の種類は、有形名詞――アーチャン（母）・トーチャン（父）・ボッチャン（児童）・ヂーチャン（おじさん）・ネーチャン

（娘）・ワンワン（犬）・ニャーニャー（猫）・ニンギョチャン（人形）・オモチャ（玩具）。身体器官でその名を知っているものは、オツム（頭）・メンメ（目）・アナ（鼻）・ミミ（耳）・テンテ（手）・アンヨ（足）・ヂヂ（ちんち）・オウチ（口）・オヘソ（臍）・ポンポン（腹）等。物質名詞――オブ（湯および水）・チャチャ（茶）・ユンユ（湯）・ニューニュー（牛乳）・オモニュ（重湯）等。」このほか間投詞・動詞・代名詞・副詞・形容詞・数詞・助辞もしくは接続詞についても克明に記録している。

１９１７年「一月（五年四ヶ月）この頃、数はおよそ三十まで数えることができる。片仮名や森・天・五等の文字をおよそ三十ばかり知っている。字は、左文字に、鏡に映ったように書くことが多い。花王石鹸の鹸の字が好奇心をひくものと見え、時々これを書き習っていたが、三月九日には、手本がなくて独りでこれを書くことができた。」

つづいて『亡児の思ひ出』執筆時の記述を見よう。過去を振り返っての感想である。

「余ら夫妻は、子供には何でもさせる。自分のことは自分でさせる。独立独行の主義でやったのである。小児のときから、女中さんには「さん」をつけて呼ばせた。小学校へ行くときも、カバンの用意や沓《くつ》をはくことまで、早く間に合わせるために女中がソッと手伝ってやることが多くて困る。女中が多いと、子供の余計な世話をしないようにといって、これを訓戒・監督することもなかなか容易ではない。」

「小児の玩具は、実際は木片・棒・箱・紐などをかえって喜び、玩具店で成人の心で選んだものは、有害無益なものが多い。親が自分の心持で、いたずらに小児に多数の玩具を与えることは、実は親自身の娯楽であって、子のためにはならないのである。」

「正一郎が、もっともっと小さい時から、余が木工をして、釘を打つ時、これを真似して、縁側や露台などへ、所きわらず釘を打つことがある。余は、大きな損害でない限りはなるべく放任して、後でこれを抜いて始末してやるのである。余のところに入院治療する神経質の患者には、二十歳を過ぎてまだ釘を打ったことがないという者がずいぶん多い。子供になにもさせないということは、神経質の病症を起すに大いなる関係のあるものである。学校で手工科といって、いろいろのことをさせるけれども、家庭における実際の仕事なりと較ぶればその効果ははなはだ些々たるものである。」

廊下に釘を打つのを許していたとすれば、なんという余裕のある態度であろうか。子供の自発性を育てるという点で、モンテッソーリ以上の自己抑制かもしれない。家庭における教育の重要性を訴えている点も見逃せない。「金太郎の日記」には幼児に知育を無理強いするような記述はなく、息子の発達過程をひたすら観察することに徹していた。

モンテッソーリ教育は、彼女自身が開発した数々の教具を用いた「作業」が教育の中心をなしていたから、正確には森田がモンテッソーリ教育をわが子に施したとはいえない。教具が手に入らないのであるから仕方なかった。しかし、精一杯工夫して子どもの自発性を育てる教育をおこなったという点でモンテッソーリと同質だったのである。

育児を通じて、自分が幼時に受けた家庭教育の誤りを知り、あるべき教育の方法を探っていた。迷信と知っている治療法さえ試してみなければ気が済まなかった森田は、体験することによってモンテッソーリ教育の正しさを確認していたのであろう。体験による実証の人だったのである。

「低能児の教育に就て」を「児童研究」に連載したあと、児童関係の論文の増加が顕著である。とくに1917年には全集に収録の「児童の恐怖」をはじめ4本の論文を、18年にも2本を書いている。育児の実際を体験し観察しながら児童の精神に関する考察を深めていったことがわかる。

マリア・モンテッソーリの教育思想

遅きに失した感があるけれども、モンテッソーリとその教育思想について語っておかなければならない。

マリア・モンテッソーリは１８７０年、イタリア中東部アンコナ近くのキアラヴァレに生まれた。森田より４年早い。イタリア王国として半島が統一されて9年目であり、明治維新後7年目に生まれた森田と状況が似ている。政府の役人としてローマへ赴任する父とともに移住し、小学校に入学。中学は男子しか行かない技術系の学校へ進む。大学は一転してローマ大学医学部を希望し、女子が入学した前例がないため父も周囲も止めたが、医師だった文部大臣に直談判して許可を得る。つねに娘の希望をかなえてきた母親の支えがあったようである。入学できても、解剖の実習では男女一緒におこなうのは適当でないと差別され、夜間に独りで恐怖に震えながらおこなったという。成績優秀だったので、男子も存在を認めるようになり、26歳の時にイタリア最初の女性医学博士となる。この年には、ドイツで開かれた女性解放の国際会議にイタリア婦人代表団の一人として参加している。

医師としての最初の仕事は、ローマ大学附属病院の助手として、ローマにある精神遅滞児童の施設から数人を選んで大学の施設で世話をすることであった。精神遅滞児の研究途上で出会ったのが、19世紀前半のフランスの精神科医ジャン・イタールとその弟子エドゥアール・セガンの著書であった。イタールはパリの聾学校の医師で、１８００年に南フランスの森で発見された推定11〜12歳のヴィクトールと名付けられた少年の治療教育報告書『アヴェロンの野生児』で知られる。６年間にわたり人間の感覚を取り戻させようと努力するが、少年はついに言語を発することさえできなかった。人間は社会においてひとに接する環境の中で、必要な時期に必要な刺激を受けて感覚を育てていかなければならないことを学んだのである。

イタールの弟子セガンは師の感覚教育を改良し、パリの精神遅滞児の施設において自ら考案した教具を使ってさらに進んだ治療教育をおこなった。その結果、「一、概念は感覚を介して得られる。二、観念は帰納と演繹によってもっぱら知的活動を獲得する。以上の二つの命題から、すべての子どもの教育、ましてや白痴の教育は、感覚によって知覚し得るすべての現象を理解する概念で始まるべきである」(注12) という結論を得るに至った。

セガンが考案した、はめ込みの「セガン板」や粗さの違うヤスリなどの感覚教具を受け継いだモンテッソーリはさらに新たな教具を開発し、セガンの生理学的な方法を応用して教育を進め、大きな成果を生む。精神遅滞児が読み書きをできるようになり、健常児と競えるようにさえなったのである。

そのころ、ローマ市の最貧地区サン・ロレンツォを再開発して新しい住宅を建設する計画が持ち上がる。そこに50人ほどいる未就学児童を収容する施設をつくることになり、モンテッソーリに打診があった。精神遅滞児を治療していて、これはまさに教育であると感じていたモンテッソーリは普通児の教育施設の運営を引き受ける。1907年「子どもの家」と名付けられたモンテッソーリの幼稚園が開設される。両親は貧しいばかりでなくほとんどが文盲であり、乱暴な子どもや消極的な子どもが少なくなかったから子どもの家の船出は容易でなかった。

施設は、テーブルは4人用で、幼児2人で移動できる軽いものを作り、椅子も洗面所も教具の棚もすべて子どもの背丈に合わせて作られた。指導者とその助手には、子どもに「教える」ことを禁じ（だから教員と呼ばなかった）、ひとりひとりをよく観察すること、発達の程度にあまり合わない教具を使っている子どもには相応のものを使うよう促し、子ども自身の興味にまかせて自主性を育てるよう指導した。したがって指導者は、子供が自由に活動できるよう自分を制御することを学ばなければならなかった。

教具はモンテッソーリが児童の動きを観察しながら自ら開発したものが２００種類に達し、子どもが気に入るものに入れ替えていったという。子どもが玩具よりも教具を好むことも確認した。そしてある日、画期的な発見をする。3歳の女児が、長細い角材に10個の段階的に大きくなる穴に同寸の分銅状の円柱を差し込む「円柱差し」の作業をしていた。「円柱差し」は3種類あって、段階的に穴が大きくなるもの、段階的に大きくなるとともに段階的に穴が深くなるもの、穴の大きさは同じで深さが段階的に深くなるもの、があった。3種類を同時に使うのはかなり複雑な作業である。あまり夢中になっているので、周囲の子どもたちに歌を歌わせたりして騒がしくしたが集中は途切れず、同じ作業を44回も繰り返して最後は満足そうな笑顔を見せたという。モンテッソーリはこの集中現象を体験することが子どもの人格形成を促すことを発見したのである。この後、モンテッソーリと担任の指導者はつぎつぎにこの集中現象を目撃するようになり、自信を深めてゆく。

大学助手の時代に学んだ教育学的人類学から、病気や精神遅滞は犯罪などと同じように正常からの逸脱と見たモンテッソーリは、通常児においても集中現象を経て逸脱から正常化することを発見したのである。世話焼きの親に育てられた子どもは、はじめて子どもの家に来たときには防御的な態度をしているという。奥に持っている天性を覆い隠しているのである。正常化とは、子どもが本来もっている自発的な本性を発揮することである。生まれながらの生命力の発揮である。正常化して自由に活動できるようになった子どもは生きる悦びを感じて生き生きとする。集中が起こると、子どもの活動が自由になり、自制心ができて性格の欠陥を治すという。子どもたちは静粛にすることを覚えて好きになり、子どもの家を見学に訪れた人びとが教室のあまりの静けさに、大人の集団のようだと驚いたという。

さらに彼女は2歳児で200から300語を、6歳児では数千語を覚えるという心理学者の研究を知り、ことばの爆発期である幼児に言語教育を試みた。アルファベットを立体的に作り、表面をザラザラにしたものを用意すると、子どもは触って形を覚えた。物の名を正確に発音させ、カードに書かれた単語と照合させると、つづりと読みをたちまち覚えてしまった。ついに4歳児で文章を読み書きできる子どもが現れる。これは教育界を、やがて世界を驚かせる。知育を目的として覚えさせたのではない、感覚教育の一環として文字を使ったのであるが、子どもは愉しみながら覚えてしまったのである。言語教育は小学校からが適当と一般にいまでも考えられているかもしれないが、モンテッソーリは言語爆発の幼時からおこなって差し支えないと考えるに至った。詰め込みではなく子ども自身の興味にしたがっているからである。

言語教育以外では、2歳児用にピンクタワーを考案した。一辺が1センチから10センチまでの10個の立方体をつくってピンクに塗ったものである。積み重ねると10個のタワーになる。立てたり横にしたりして遊んでいるうちに、1センチから10センチまでの長さ、1立方センチから千立方センチまでの容積の感覚が知らず知らずのうちに身につくという。10センチから1メートルまでの長さの10本の棒も同じような長さの感覚を知る教具である。同じ棒で、10センチごとに色を塗り分けた10本の棒もある。ビーズを、バラのもの、10個を針金に通して10個の棒にしたもの、10個の棒を10本並べて100個の板状にしたもの、それを10枚集めて千個の立方体にしたものも作られた。数の概念を感覚的に知る教具である。子どもの家の子どもは、卒園時には小学校2、3年生程度の国語と算数の能力を身につけていたという。

モンテッソーリは、手の感覚をとくに重視した。手を使うことによって精神的刺激となり、知的水準がより高くなり、性格がより強化されるという。手は精神器官なりとも言っている。モンテッソーリ考案の教具が手作業を伴うものが多いのは当然であった。

親に対しては、子どもが親の真似をするのは将来の社会参加の準備であるから、子どもには親の仕事を手伝わせ、重いものを運んだりするときも決して助けず、着替えなど自分のことは自分でやらせ、いくら遅くても辛抱強く見守るよう訴えたのである。

モンテッソーリは大学で心理学・生理学・人類学にもとづく科学的教育学を学んでいたから、精神医学ともども科学的な子ども観がモンテッソーリ教育の基礎になっているのである。子どもは、誕生と同時に自ら発達し成長しようとする「生命力」を内にもっている。モンテッソーリ教育は子どもが自立した人間として自己形成するための子どもへの援助のメソッドなのである。

「集中現象を体験することが子どもの人格形成を促す」というモンテッソーリの教育観は、手法を異にしながらも斎藤喜博の「授業に集中することによって子どもが変る」という知見と同じものであると思う。時代も国も異にし、互いに関係なく同じ発見をし、教育実践で成功した教育者がいたのである。いずれも偉大な教育者である。筆者はここに「ほんとうの教育」というものを知った。

森田とモンテッソーリの共通点

『森田正馬全集』第1巻にはモンテッソーリ教育を知る3年前に書かれた文章が二つある。これによると、森田がこのころにはモンテッソーリと同じ問題に気付いていることがわかる。まず、「精神療法の話(注13)」を見よう。

「身体精神の衛生と治療の主眼は何であるかというと、心身に影響して害となるものはそれを避け一方には心身天然の発育を促すという二つに帰着する。この二つの手段を講じて初めてわれわれの心身の衛生治療ができる。此天然の発育を促すということの大部分を占めているのは広い意味における鍛錬というものであります。」

「精神鍛錬のことをもう少し申し上げますが、この精神鍛錬の根本となるものは何かというと、われわれの感覚を訓練することであって、一般に精神鍛錬というと何か雲をつかむようなものであって、何か精神をこめて工夫するとか研究するとかいうようにおもわれるかも知れぬけれども決してそうではない。ただ感覚の鍛錬ということが必要であって、印度ではとくに婆羅門教《ばらもんきょう》で非常に盛んに行われて、また仏教の方では苦行ということがあるが、あるいは岩の上に昼夜坐っているとか水垢離《みずごり》とか火行とかいうようなものがあって、その苦行は精神鍛錬のつもりで苦痛の感覚を鍛錬するためそれが精神鍛錬になるのであります。なお感覚の練習について味覚、嗅覚、その他有機感覚（有機感覚とは内臓の感覚、血行の感覚とか消化器感覚とか筋肉の感覚、運動感覚とかいうものを一般に名付けます）あるいは触覚、これらはすべてわれわれの生存上必要なる感覚であって、その感覚がなかったならば生存することができない。」

東洋的な苦痛を伴う修行を採り上げており、モンテッソーリの子どもが楽しみながら作業をくりかえし集中することが結果として訓練になるという考え方とは異なっているが、感覚の訓練が精神鍛錬になるという点では同じである。感覚訓練の東洋の例として挙げているのであって、森田療法に苦行的な訓練を取り入れたわけではない。

「精神療法の話」とおなじ１９０９年の「神経衰弱性精神病性体質」を見てみよう。幼時期の教育の重要性が語られている。(注14)

「神経質の遺伝を享けこれに加うるに神経質の老人および母に愛撫せられ自恣に成長して家庭の訓育宜しきを得ず、少年時代より次第にその神経質を発揮し身体的精神的に多数の神経衰弱の症状を具備し、心気性にして絶えず自己の身体及び精神状態に屈託し煩悶やるかたなく意志はますます薄弱となる。近時世にもてはやさるる煩悶病とはかくのごときものにやあらん。かくのごとき症状は神経衰弱性体質者に特に青年期において著しく発呈するものなり。」

「かくのごとき患者の治療法はまず第一に児童期の教育上の注意もっとも必要にして、一般に身体的精神的衛生法に従うはもちろん、神経精神病性異常の徴《しるし》あるものは厳に医術的教育上の注意と監督とをゆるがせにすべからず。」

これを読むと、森田はモンテッソーリを知る以前に、神経質の治療に関連して幼児教育の重要性に着目し、子どもの「心身天然の発育を促す」必要があり、感覚の訓練がその根本であると考えていたことがわかる。子どもの生命力の発揮というモンテッソーリに近い発想をすでにもっていたのである。自らの人生経験が基になっているとしても、十分な客観性を獲得しているといえよう。近い着想を得て間もないときだけに、モンテッソーリの明快な児童教育の理論との出会いは、発見といってよいような感動をもたらしたのではないだろうか。モンテッソーリに共感したというのが適切かもしれないが、やはりモンテッソーリの影響を受けたと言わなければならないであろう。晩年に至るまでモンテッソーリへの共感を表明しつづけていることからもそれは感じられる。

モンテッソーリ教育はすでに確固たる実績を上げて世界の教育界の注目を集める存在だったのだが、当時のわが国の教育の基本は、教授法として優れているとされたドイツの哲学者ヘルバルトの教育論と教育勅語の併用であった。子どもを白紙の状態と見なして、知育と徳育を刷り込むように与えるものであった。森田が中学時代に読んだ『教育哲論』は、在学中に万国史・万国地理の授業を担当した哲学者の尾原亮太郎が書いた教育論であるが、まさにヘルバルト教育論と教育勅語の合体を説くものであった。未熟な子どもの精神に大人が適切な栄養を与えて育てるという旧来の人間観にもとづく教育論であり、詰め込み教育をもたらす教育思想であった。そのような時代に、子どもは教育の対象ではなく、大人は良い教材と隔離された環境を用意して、子どもが自由に生来の生命力を発揮して自ら教育するのを見守るべきである、という正反対の人間観にもとづく教育法に出会ったのである。新鮮な衝撃を受けたであろう。森田自身の考えと共通のものだったから、大きな喜びであったにちがいない。

モンテッソーリ教育の森田療法への影響

森田の著書からモンテッソーリについて触れた言葉を集めてみよう。登場する名前としてはフロイトのほうが多いけれども、そのすべてが批難のために名前を挙げている。それに対して、モンテッソーリの場合は一切批判が述べられていない。ビンスワンガーの生活正規法やデュボアの説得療法のように自分の療法に採り入れた学説に対してさえも森田は批判を加えているのに、モンテッソーリには全面的に賛同しているのは注目に値する。

まず「低能児の教育に就て」から2ヶ所を引用する。

「児童の活動を見るに、心理的にいえば広き意味においてすべてこれ遊戯であって、ただちに将来実生活に入る予備演習であるということがわかる。三年四ヶ月になる私の小児などときどき虚言のような事をいうことがあるが、これは実は言語の遊戯で自ら会話の稽古をやっているのである。モンテッソーリ女史はその幼稚園の児童にすべて他動的の注入教育を避け、私のいま述べた意味における遊戯心を利用して自働的に導いてその結果ははなはだ良好である。」

「賞罰に関しては、モンテッソーリ女史は賞も罰もふたつながらその必要を認めないという。なるほど女史はその教育に児童の自発的活動を土台としているから、したがってこの意見はもっとものことである。私もはなはだこれに賛成である。モンテッソーリ氏は、小児の不良なるもので仲間に害となるごときものはまず第一にその小児の身体を検査して、異常のないものはこれを病児または嬰児として取り扱い、仲間のものから別にして独り安楽椅子に凭《もた》れさせ仲間の面白く遊戯するのを見させておくのである。それでこの小児はこれがためにははなはだしき苦痛を感じついには仲間とよく相和して活動するようになるということである。」

つづいて1919年の論文「神経質の療法」から。

「患者はある制限を受けかつ当然退屈して何かしなければ気持ちが悪いという境遇に置かれてあるから、その間ついつい心身の自然発動が起こってくる。で消極的にある制限を置くのみで、積極的に仕事を課すのではない。すなわち注入的でなく自発的である。モンテッソーリ女史がその幼稚園教育で、悪戯をしたり怠けたりする児童は、これを罰するとか譴責するとかせずに、これを病人として安楽椅子に凭れさせ、他の児童の喜戯するのを見せておき、もってその自発的活動を徴発するとかいうのとその意味は相似ているのである。(注15)」

モンテッソーリ教育についてもっとも詳しく述べている1922年の『精神療法講義』の作業療法についての項から、森田療法に関係の深い記述を引用する。

「作業欲を亢《たか》めるためには、種々の方法が講ぜらるべきであるが、まず第一に患者が無聊退屈に苦しむという境遇に置くことが必要である。すなわち患者が平常安逸遊惰に流れている境遇、たとえば人びととつまらぬ話をすること、将棋トランプその他の遊戯をすること、小児とからかい戯れること、無意味なる散歩等のごときを禁じ、もしくはこれらから隔離されたる境遇に置くときは、自然に患者は作業欲を起し、なんでも構わずしてみたくなる。あたかも食欲亢進した者が食物を選ばぬようなものである。而して一方には患者を人びとの作業をしているところに置いて次第にこれに導き、また精神病者ならば患者に強いて作業を勧めることをせずに、看護人にいろいろの仕事をやらせるのがよい。かの幼稚園教育で有名なるアメリカ（注：イタリア。森田の誤記）のモンテッソーリ女史の幼稚園では、すべて児童に強いて教えるということなく、小児の自発活動を亢奮させるところの手段によるのであるが、怠惰でかつ悪戯などするような小児はこれを譴責懲戒する等のことはなく、これを病人として安楽椅子に寝かせ、ほかの児童の活動する有様を見せて置くのである。[注16]」

『神経質ノ本態及療法』からも2ヶ所を引用する。

「神経質患者の処置について、特にこの自発的活動欲の増進を謀ることの必要なるは、あたかも栄養不良患者に食欲を亢進させることの欠くべからざると同様である。教育上において、この自発的活動の効果の著明であることは、かのイタリアのモンテッソーリ女史の幼稚園教育について、これを認めることができる。[注17]」

「余の神経質の療法は、心身の自然発動を盛んにし、むしろ各々その人の病的傾向をも利用していたずらにこれを否定抑圧することなく、人の本然の能力を発揮せしめんとするものである。この故に余は、この療法が神経質児童にはもちろん、普通児童の教育上にも参考になることが多いことと信ずるのである。かのイタリアのモンテッソーリ女史が、精神病学の研究から発足して、白痴教育を研究し、さらに転じて幼稚園教育を創意し、着々として見るべき成績を挙げたのであるが、その主眼とするところは、小児の自発活動を重んじ、従来の注入的鋳型的の方法を排し、自由、独立独行ということを注意したものである。(注18)」

この『本態及療法』は森田療法開始後10年を経た1928年に出版された、最後の論書である。さすがにそれ以前のものに比べようがないほど明快である。森田療法に関する結論が述べられていると考えてよかろう。森田が神経質の治療法にモンテッソーリの自発性を育てる教育思想を取り入れていることは明かであり、読者も納得されることであろう。

形外会の記録にも何度か森田のモンテッソーリへの言及が見られる。つぎに引用するのは死去の7年前から3年前にいたる4年間の発言である。モンテッソーリへの評価は終生変わらなかったことがわかる。

「ほめるのをこらえることも、叱るのをこらえると同様に難しいことである。モンテッソーリ女史の幼稚園教育には、小児に賞罰はすべて有害無益であるということをとくに主唱している。私の治療法でも、すべてこれはいけないことであります。(注19)」

「モンテッソーリ女史の児童教育が、いたずらに注入教育をしたり、児童を手を取って世話をしてはいけないというのも、それは児童の自発心を没却し、自力の喜びを奪ってしまうからである。(注20)」

「教育上のことに関しても、普通の児童ばかりを扱っていては、その教育の欠点や間違いの点は決してわからない。ただ低能児・変質児を教育することの経験を積んで、初めて教育上の正しい見解をうることができる。イタリアのモンテッソーリ女史は、精神病学出身で、白痴教育を経験して、初めて幼稚園教育の新しい発見をしたのである。(注21)」

「今ここに入院患者の日記がありますが、この字を見ると、初め少し下手過ぎるものが、その後の方で、一週間ばかりの間に見違えるように上手になっていることがわかります。(中略)この字を上手になるのは、上手に手際よく書こうと思ってはいけない。ただ人に読みやすく、活版のように、原稿用紙の区画の内に書くように、一字一字彫刻するような心持で書くのであります。ただそれだけのことで、決して書き方を教えるとかいう方法ではありません。イタリアのモンテッソーリ女史の幼稚園教育の主義で「教えずに教える」という手段をとるのであります。[注22]」

以上の文章を読めば、森田とモンテッソーリの共通点は明かであり、これ以上論じる必要がないのではないか。いずれも人の自発性の発揮を中心においている点が重要である。。森田が、神経質の患者を退屈させて作業欲を引き出す臥褥療法にモンテッソーリの教育法を用いているところも興味深い。

ここで先に記した教育学者の森田療法とモンテッソーリ教育の関係を論じた森田療法学会での発表を見ておこう。発表順に豊泉清浩の「森田療法における教育観に関する一考察」[注23]からその趣旨を筆者の責任において要約して記す。

「森田療法は素質を重視し、ヒポコンドリー性基調を「陶冶可能性」と見ることから教育学の一部とみなすことができる。モンテッソーリ教育は、児童の自発活動を重んじ従来の注入的で鋳型的な方法を排して自由・独立独行に注意していることに森田は賛意を示している。神経質者はできるだけ早いうちに誤った考えを改め、生活を正すことによって症状を克服し人間的に成長するという考え方があるから、神経質に対する療法は、学校教育のやり直し、再教育という面がある。森田療法は、治療者と患者が家庭的あるいは学校のような雰囲気の中で生活を共にし、患者の素質を陶冶し鍛錬するのであるから、森田療法は真の教育そのものとみなせるものを持っている。森田療法では、打ち込み的助言のような禅修行に似た厳しいところがあるから、モンテッソーリの教育観だけでは説明できない部分があるけれども。森田療法は、神経質者が生涯にわたって自己教育をし、自己の本然を発揮するための基礎をおこなっていることになり、人間の一生の自己教育の在り方を示唆している。」

豊泉は、教育とは究極的には自己教育に集約されてくるから、モンテッソーリ教育と森田療法は同じものを目指していると考えているといえよう。

つぎに我妻則明の「森田療法の起源とモンテッソーリ教育法との関係についての研究」(注24)から。豊泉は森田療法の本質は教育であることを明かにすることを主眼とし、そのためにモンテッソーリを援用するのに対して、我妻は両者を比較しながら共通点を探り、森田療法の誕生に迫ろうとしている。同じく筆者による趣旨の要約である。

「森田療法は、デュボアの説得療法やビンスワンガーの生活正規法を改良するとともに、モンテッソーリ教育から重要な示唆を得て、また多数の治験を経て確立された。

とくに臥褥療法は、患者の自発活動を促す方法としてモンテッソーリ教育からの示唆によっている。日常の生活態度や体験的理解の重視、自発性の尊重など森田療法の主要な原理は、モンテッソーリ法による精神遅滞児の教育実践から得たのではないかと推測する。森田のモンテッソーリ教育への共感は終生変わらなかった。「森田療法が行っていることは、まさに教育である」という豊泉の指摘は当然の帰結である。」

両者とも主眼の置き所が少し違うだけで、森田とモンテッソーリが教育思想として共通性を持っていることを明かにしており、我妻は森田療法の確立は、モンテッソーリの示唆に大きく依存しているとしている。

結論

本稿の着想は、筆者が入院治療を受けた鈴木知準診療所の森田療法が、「鈴木学校」の異名の通り治療ではなく教育であったと実感したことに発している。

鈴木知準診療所の療法は禅的療法という人がいる。鈴木先生が「禅と森田療法」に関する論文をつぎつぎに発表し、患者に禅について日ごろ語っているのでそのような評判が立ってもおかしくはない。また、下田光造のような著名な学者が「森田療法は禅から出た」と言ったこと、森田自身も禅や仏教の言葉を多用して神経質の本質を説明しているから、筆者も仏教由来の療法という解釈に染まっていたことを否定できない。ところが、森田は第35回形外会（１９３３年）で「九大の下田博士は、私の療法を禅から出ているように書いてあるけれども、それは間違いである。強迫観念の本質を知ったのは、心理学的であって、宗教的ではない。」といっている。形外会は森田の雅号を冠した神経質者の会合であり、森田家の広間で毎月開かれていた。

率直なところ、『森田療法の誕生』を書いたとき森田療法の由来はわかっていなかった。森田療法はどこから来たか、という長年の疑問を明かにしなければならないと考え始めたのは出版後のことである。心理学から出たと本人が言っても、どのような心理学かわからない。森田は大学院で元良勇次郎から感情の心理学を学んで「感情の法則」をまとめたが、それは神経質理解の基礎であり入り口である。それから10年を経てモンテッソーリとの出会いを基に森田療法の基礎ができたのである。

『森田療法の誕生』を書くためにモンテッソーリの代表作『モンテッソーリ・メソッド』を読んだ。しかし、一冊だけだったためか深い理解に達せず、通り一遍のことしか書くことはできなかった。モンテッソーリの著書は30冊あるという。『モンテッソーリ・メソッド』（原題『子どもの家の幼児教育に適用された科学的教育学の手法』）は最初で唯一自筆の著書であり、他は講義・講演の筆録をまとめたものである。今回は著書の半数と、周囲の人の思い出や伝記、モンテッソーリ教育の実践者たちの著書を読んだ。森田の「低能児の教育に就て」を併せて読むことによって、モンテッソーリとの出会いが、森田療法の形ができかかっていた時期だったことにより、森田に決定的な影響を与えたことがわかった。

森田は、自分が幼時にモンテッソーリのような教育を受けていれば神経質で悩むことはなかったと考えていたに違いない。自身の問題から出発して、幼児教育そのものの重要性に思いをはせていたのである。森田療法が心理学から出たとすれば、主としてモンテッソーリの教育心理学を指したことばであるといってよいであろう。森田は大学卒業時に精神療法専攻を表明し、大学院で本格的に心理学を学んだ。モンテッソーリに出会う前に心理学研究をつづけていたのであるから、森田のいう「心理学」にはさまざまな心理学が含まれていることはいうまでもない。森田療法完成の最後の決め手となったのがモンテッソーリの心理学だったということである。

森田の精神療法研究は、ソクラテスのいわゆる「汝自身を知れ」という命題にしたがった自己探求の哲学的営為であったといえよう。生来の性格と幼児期の養育による偏向、思春期における父親との確執にもとづく神経質症状の形成を検証し、神経質の本態を究明してその治療法の開発にいたる執拗ともいえる探求は、自らの人生を解明するいとなみだったのである。森田療法が森田の人生経験を反映した治療法となったのは必然だった。逆にいえば、森田療法の真髄を知るには森田の生涯を知る必要がある。

本書を読まれて、幼児教育と大人の神経症の治療を結びつけることに不審をいだく人がいるかもしれない。無邪気な子どもと悩みを持った自意識旺盛な大人という違いがある。したがって、神経質の治療には患者の誤った考えを正す説得療法のような児童教育とは別の面もある。しかし、手法に違いがあっても目的に変わりはない。

筆者自身の体験からいって、作業や仕事に注意を集中し没頭しているときは、モンテッソーリの子どもが作業に集中していた。集中しているのと変わりなかった。何かに集中しているときは神経質の悩みは忘れていた。集中がつづけば悩みを思い出さなくなり、思い出しても心に波風は立たなくなる。感情が揺れ動かなくなったのちには自分を冷静に客観的に観察できるようになる。そのときの心境は禅の悟りと同じではないか、古来の悟りの体験者たちのことばを読んでそのように感じる。(森田療法の禅由来説を森田は否定した。しかし一方で、森田療法と仏教の共通性を生涯にわたって語り続けた事実を忘れてはならない。）何かに継続的に集中すれば持ち前の能力を発揮するようになるのは不思議でない。人は自らの能力を発揮することほど生きる喜びを感じることはなく、結果を出して周囲から評価される以上に純粋で嬉しいものである。

森田は形外会でいっている。「一口にいえば「忘れる」という事が、治る事の原理であります」（注25）と。悩んでいる者に忘れなさい、というのは逆効果であるが、原理としては森田のいうとおりであろう。何かに集中して悩みを思い出すヒマも無くなるような生活をすることが森田療法の目標といいかえることができるのではないか。

子どもが教具への集中によって逸脱から正常化することと、神経質者が作業への集中を経て悩みを越え、自発性を発揮して独立独行してゆくことに本質的にはなんら変わりが無いと思うのである。森田療法がモンテッソーリ教育と、人の持って生まれた生命力を自発的に発揮することによって人格を強化して成長させるという教育の本質を共有している、といってよいのではなかろうか。

本書を書いたのは、筆者自身の神経質の全治の体験が土台となっていることはいうまでもないが、森田の日記を読み人物像を把握していなければこれを書くことはできなかった。書いていて、精神療法というものは、創始者の性格や人生経験が反映することが避けがたいのだろうとつくづく思った。これからの森田療法論は森田の日記を踏まえて語らなければならないと考えるしだいである。

注

1．『森田正馬全集』第7巻771
2．『森田正馬全集』第7巻765－767
3．『森田正馬全集』第2巻395－400
4．『森田正馬全集』第2巻246
5．秋元波留夫著『実践精神病学講義』（日本文化科学社）379、382
6．「日本森田療法学会雑誌」16：103－111、2005
7．「日本森田療法学会雑誌」17：89－95、2006
8．「北海道教育大学釧路校紀要」38：25－32、2006
9．『森田正馬全集』第1巻581－582
10．クラウス・ルーメル編『モンテッソーリ教育の道』（学苑社）52－64

11.『森田正馬全集』第7巻613-717
12. セガン著・川口幸宏訳『初稿 知的障害教育論』（幻戯書房）113
13.『森田正馬全集』第1巻61-63
14.『森田正馬全集』第1巻80-81
15.『森田正馬全集』第1巻104
16.『森田正馬全集』第1巻581
17.『森田正馬全集』第2巻354
18.『森田正馬全集』第2巻391
19.『森田正馬全集』第5巻268（1932年10月第26回形外会）
20.『森田正馬全集』第5巻409（1933年10月第37回形外会）
21.『森田正馬全集』第5巻543（1934年7月第46回形外会）
22.『森田正馬全集』第5巻614（1935年12月第54回形外会）
23.『日本森田療法学会雑誌』16：103-111、2005
24.「日本森田療法学会雑誌」17：89-95、2006
25.『森田正馬全集』第5巻642（1936年代56回形外会）

付録

低能児の教育に就て

森田正馬著

解題・お断り

森田正馬の「低能児の教育に就て」は、日本児童学会の月刊機関誌「児童研究」の1914年（大正3年）8月の第18巻第1号から翌年にかけて8回にわたって連載された論文である。同年に開かれた日本児童学会3月例会での演説の速記録が元になっている。前掲の拙文に述べた通り、『森田正馬全集』に収録されず、『森田療法文献目録』（1975年版）にも記載されていない。ここに付録としてあえて併載したのは、森田の児童論、児童精神病学研究として重要な〝幻の論文〟だからではない。むしろ森田療法完成に深い関係をもち、森田療法の本質を知るのに不可欠の論文であると考えたからである。本文中ごろの「低能児の教育」以降をお読みいただければ、この論文がモンテッソーリとの出会いによって生まれたことは明かであろう。書かれたのはモンテッソーリ教育を知った直後であり、モンテッソーリの児童教育論の影響下でおこなった自宅における知的障碍児教育の画期的な実験報告であるとともに、神経質の治療法完成の契機になったと見られるのである。

読みやすさを考慮して、多くの漢字を仮名にしたほか漢字と仮名を現代表記に改めた。「また」「この」「その」「すなわち」など話の間を取るための言葉が多すぎて文意がくみ取り難い個所については、適宜削除した。明らかな誤字は訂正し、乱れている句読点を整えた。

題名のほか文中に差別的な表現とされるような語が多く用いられているが、著者が故人であることに鑑みて改めなかった。

（畑野文夫）

低能児の教育に就て・目次

私はとくに家庭のために低能児の取り扱いに関して注意すべきことどもをお話したいと思います。まず精神低能とは何ぞおよびその分類について学問的に種々の説あり、その分類も学者によりまちまちでありますけれども、ここにはただその大体の名目のみにとどめておきます。すなわち、ひとくちに申せば精神低能は一般に精神発育不良のもの、すなわち先天的精神薄弱者と精神発達の偏頗《へんぱ》もしくはその性質の変りたるものと、ひねくれたるものすなわち変質者（注：今日とは医学的概念が異なる）の二種でありまして、前の精神薄弱者はこれを白痴（年長じてのちわずかに三歳ないし五歳の児童の知識発達程度にとどまるもの）と痴愚（八歳ないし一三歳）と魯鈍とに分かち、これらのなかに興奮性すなわち気のたちやすきものと痴鈍性すなわちぼんやりしているものとの二種ありまして、その教育可能性の方面より申しますれば、どちらかといえばむしろ興奮性のほうは痴鈍性のほうよりも教育しやすいのであります。

変質者のなかには神経質、ヒステリー性性格、癲癇性性格、意志薄弱者、強迫観念症その他種々様々なものがあります。むかし悖徳狂《ぼつとくきょう》と名づけたものやその他、種々の反社会的のやっかいものは多くはこの精神低能者より出るということはもっとも注意すべきことがらであります。

一般に先天的精神薄弱とは生来性の知力欠損が特徴であって、すなわち記憶、概念判断等の発達不良にして人なみならぬものをいい、変質者すなわち精神病性もしくは神経病性体質とは、その感情および考慮傾向の病的であって尋常ならぬことを特徴とし、稀には妄覚などのあることもあります。それでこの変質者は知識は分量上よりいえば常人と異ならず、といえどもその性質において犯され、その感情は病的に興奮しやすくその思考は空想夢想的となり、往々妄想的に亢進することさえあるのでありま す。

これら精神薄弱者は度の重さと軽きとはともかく、思いしよりも社会に多数あるものであって、家庭もしくは学校において母または児童養育の衝にあたれるものがなるべく早く児童のいまだ成長せざるときにこれを注意し鑑定し専門家の知識を借りて、これに対する適当なる処置の早ければ早きほどその効果は大なるものであります。さ れば私はここにまず精神低能の鑑定について大体の着眼点をのべ、つぎにこれらの処置および教育に関し注意すべき点々を述べようと思うのであります。

精神低能の原因

精神低能の原因としてはまず遺伝により父母の飲酒、癲癇、精神病、梅毒等のごときその子の精神低能に大なる影響を及ぼし、難産、早産、頭部外傷、児童期の飲酒等はもとより脳膜炎等種々の疾病、チフス、ヂフテリー等種々の伝染病等みなその小児の身体的精神的発育に不良の影響を及ぼすものでありますから、これらの関係のあるものはその児童に対し十分なる注意を要することであります。

精神低能の症状

精神低能の症状はこれを身体的と精神的との二つに分けてお話いたします。

身体的兆候

まず身体的兆候としては第一に身体の外形でありまして、脳およびその他体部の発育制止もしくは種々の畸形を呈することが多い。頭部の形の異常はまず小頭および大頭あり、普通児の頭の周囲（眉と後頭結節との水平）は一ヶ月の終わりにておよそ三六センチ、一年の終わり四五センチ、二年の終わり四八センチ、五年の終わり五十センチくらいでありまして、これよりあまり大なる差あるものは異常で、一センチばかりの差は普通なれども、すでに四・五センチ以上の差あれば異常と見なければならぬ。有名なるヘレン・ベッケルという白痴の小頭児は八歳になってわずかに二八・五センチなりしという。つぎに大頭は小頭よりも多く見るところであって、これは脳水腫にて頭蓋内に水量の多きより生ずるもので、有名なる一例は八升（注：約十四リットル）余の液を充たせるものがあったということです。通常児は十五ないし十八ヶ月で泉門《せんもん》（注：新生児の頭頂部）の閉じることが普通であるけれども、水頭ではこの泉門の閉じることが遅くて広く開き、またこの水頭児は鼻根の広くなることおよび眼の肉薄の下がることなどが、普通の人の目につく特徴であります。

その他頭の形には斜頭、煙突頭、鞍頭など名づくるものがあって、これらの異常頭はいつでも通常児よりは薄弱児に多く見るところであります。

顔の形はあまり薄弱児の特徴とすべきものがないけれども、歯の発育は多少大切なる関係があって、普通児は平均七ヶ月にて第一歯が生えるけれども薄弱児にはこれがはなはだしく遅れることがある。またその歯はあるいは斜めとなり、あるいは不規則に生え、また犬歯の生ずるとき琺瑯質乏しく変色して破壊しやすきなどあります。また遺伝梅毒より起こる薄弱児には特殊の歯の畸形があって、その形が小さくてまばらに生えている。

その他身体の部分にては外耳の畸形、兎唇《みつくち》、口蓋破裂、手足の指に水かきのあるもの、多指、潜伏睾丸、尿道破裂など種々の畸形があって、体格としては一寸法師あるいはなはだ巨大なるものなどあって、以上述べたるものはこれを身体上の変質徴候と称し、これらが著明にあらわれあるいはその数のあまりに多きときは、あるいは薄弱児にあらずやの疑いをもって十分注意をはらわねばならぬことであります。

つぎに神経系統とくに脳の発育に関係ある身体的特徴は、運動神経すなわち随意運動に種々の麻痺症状を呈することがあり、あるいは粗大の力はあれども運動調節不良なることがあり、または力のはなはだしく弱きあり、その他半身不随などあり、言語はこみ入りたる調節運動よりできたもので低能児には発達の普通ならざるものが多い。

児童の運動の発達は四ヶ月の末に頭部、六ヶ月の末に躯幹を固定することができ、九ないし十ヶ月にて直立し、十八ヶ月で歩行することができる。五ヶ月となれば児童の手に与えたる物を握り、六ヶ月にいたれば手近にある物をみずから取らんとするようになり、十二ヶ月にて言語を模倣し十六ヶ月にて少しく言語を理解するようになる。十八ヶ月にては平均二十ないし六十の言語を知り、健康児は四歳となればすでに完全に発音不明がないようになる。多くの場合にこの言語発達は薄弱児の度盛《ども》りとなることができるのであります。

その他不随意運動に関してはあるいは癲癇様その他種々の痙攣の起ることあり、これらは少なくとも薄弱児の三分の二に見るところであります。また歯ぎしりをなしあるいは指を開き異様の顔貌をなし不安の状を呈することあり、あるいはときどき突然叫喚の声を発するなどさまざまなことがある。

両便（注：大便と小便）を自から支配する力は常児にては二歳、ごく遅くとも三歳となれば醒覚時および睡眠時ともにできるようになり、これを教えることができるけれども、薄弱児でははなはだしく遅れることがある。ゆえに三四歳となりてなお両便を漏らすものは薄弱児ではないかということを疑わねばならぬ。

以上は身体症状の大体について述べたのであるが、これらは薄弱児の診断に大切なる着眼点ではあるけれども、しかもただ薄弱児たり得べくあるいは単に推測にとどまるのみであって、これをもってただちに薄弱であると確定することは早計であります。すなわち以上身体症状の一二ありてしかも薄弱児ならざることあり、またこれら症状なくて薄弱児であることもあるのであります。たとえば異常の頭形を有してなおかつ完全なる人あり、ヘルムホルツその他日本西洋の有名なる人びとで、小児のとき軽き脳水腫に罹りて大頭であった人はたくさんにあるのであります。しかしビリケンや福助のごとき格外の小頭または大頭のものには普通児はない。

また変質徴候はこれにより単に薄弱児の可能性を考うるにとどまるけれども、運動調節すなわち物をつかむこと、歩行すること、言語の発達等は薄弱児の大切なる症状であります。しかしながらこれも中には運動方面にのみ限局し知力の方面に関係なきものはもちろんあるのであります。

精神病性の児童は、生歯《せいし》、腸胃障碍、発熱等より容易に痙攣その他の刺激症状を起こしやすいものである。

ついでにここで満三歳の健康女児の発音不明症 Stammeln の一例をご覧に入れます。

齢をさづくる（ヨバイボシャヅクロ）　この君の（コモキミノ）　行く末守れど（ユクチュエマボレド）　我が神託の（アガチンタクノ）　告げを知らする（チュゲヲヒラチュル）　松風も（マチユーモ）　梅も久しき（ムメモチヤシキ）　春こそ目出度けれ（ハユコソメデタケレ）

つぎに精神方面の障碍についてお話いたします。

精神症状

精神症状、これを便利のため知情意の三方面に分けてまず知力方面についてお話いたします。

知力

感覚についても白痴、癲癇《てんかん》などには触覚痛覚等の皮膚感覚のはなはだ鈍きものあり、脳力の足らざるものは一般に感覚も鈍い。また低能者には聴力の鈍きものが多い。しかれどもここに注意すべきは低能者であって、なかには聴力を測れば実際普通であるけれども一見聴力のはなはだ鈍きがごとく見ゆるものがあって、これは注意をよびおこすことが遅くかつ理解の鈍きために重聴のように見ゆるものがあります。また嗅覚なども鈍きものがあって、酢と醤油との区別のできぬものがあります。私の方で女中を雇うとき、一度この区別の分からぬものがあって落第したことがあります。知覚については健康なる小児は六ヶ月にてすでに人の顔を区別し、食器その他玩具などをも見分けることができる。これらはその小児の表情によりて知ることができる。少しく成長すれば児童の言語によりてその概念形成を計ることができる。しかれどもこの言語がただちに必ずしもその精神発達と平行するものでないということは注意しなければならぬことで、その外面のみをもってその精神発達の如何を早計に判断することはできぬ。これはすべて人を判断するに広く応用すべきことではなはだ注意すべき点であります。たとえばここに同じ白痴でも言語の外形のみはなはだよく発達し、すなわちおしゃべりであって、精神の内容すなわち概念の形成できず少しも訳のわからぬものがあり、またこれと反対に概念の構成は割合に良いけれども、言語外形のははなはだ発達せずすなわち口の立たぬものとの区別があります。いまそのよくしゃべる白痴の実例を挙げてみますれば、

二十八歳の白痴の女、頭囲四十八センチ（二歳の終わりの児童に相当す）。年はと問えば六つ、お母さんはといえば三つと答う。数は十まで順に言い得れども一と二との数の概念なく、二本の筆を示せば一つあると答う。その患者の病室内にありてときどきしゃべるところを聞くと、なかなか面白い。「当人が内へ帰ってもきまりが悪うござります」「先生旧冬はおめでとうござります」「どこも何ともありませんが腸が悪くて、何ともありませんが先生にご親切をお願い申しました」「先生何だっていかなる理由で私を入院とか退院とか早く帰してください」「かつまた今朝のおみおつけはアリャ実の酸っぱいような馬に乗せるような」（他患者が馬に食わせるといえるを模倣して）「幼稚園は学校をするところ」「籍がなければ行くことができません、謄本届とか何とか親の身になってはかわいそうなものです」などという言語をお聞きになったばかりで説明はなくもおわかりになること

と思います。

二十三歳放火犯、白痴女、色の概念は赤色のみ、数えることは百までいえども、指の数を六本といい、二本と二本との和を答うるあたわず。「年は二十三、二十四歳のとき子を生めり」と答う。「いうことはこっているけれども、することはハンマです」「お銭《あし》の勘定ができればこんな心配はしませんよ」などいうみんな母のいう言語の外形を模倣せるものでありましょう。この患者は雑歌《ぞうか》、詩吟、浪花節などはなはだ巧妙なものであります。

ここに私が割合にぐだぐだしく実例を挙げたゆえんは、この言語の外形に精神の内容との差異に関することが、低能児の診断上にはもちろん後にいたりて私が教育上のことについて述ぶるにあたり十分にご注意願いたいことのためであります。

概念形成につきとりわけ注意すべきは、色と数との観念であります。色は色糸または色紙にて色の名をいいてこれを小児に選《よ》りとらせ、または色を指してその名を言わしめることによりて試験する。すでに三歳の終わりには多くは白と黒との名を知り、黄と赤とは早くこれを区別し、四歳にては往々これを誤り、稀に五歳にてこれを誤るあり。低能児にはこの色の観念の発達とくに遅れ、痴愚にてはこの色を生涯わずかに一二のみ知るにとどまるものがある。野上氏の実験によれば、小学入学児にて白黒はほとんどすべての児童これを知り、赤と黄とは大部分これを知り、その他の色の名は知らざるものが多いとのことであります。

数の観念はその小児がただ器械的に数えることによりてその有無を定めることはできぬ。前に挙げたる白痴の例の、あるいは十まであるいは百まで数え得れども数の観念としてはまったくないことによりても知ることができる。これを試験するには玩具または小石等の多数のうちより三、四、七ヶ等をとりだしその数を問い、あるいは多数のうちより一定の数をとりださせ、あるいは手に触れずして目にて数えしめ、あるいは煎餅などを与えてこれを三つ四つ等に分割せしむ等のごとき手段によらねばならぬ。常児は四歳にて単一なる数の観念を得るものであるが、稀には六歳でようやく知り、少しく薄弱なるものは八歳にいたってようやく知るものもある。しかるにある子は色の観念に劣り、ある子は数の観念に劣るなどありて種々の観念が常に平行して一様に犯さるるものではないということも注意しなければなりませぬ。

この色および数の観念のみでは少しく成長すればその観念を得るものなれば、単にこれのみによれば治療上希望ある軽き薄弱児を看過することあるがゆえに、少しくこみ入りたる試験法を用いねばならぬ。

すなわちつぎに種属もしくは種類の概念を試験する。たとえば「汝はいかなる鳥（あるいは家具）を知れるや」あるいは反対に「鶏、鳥、鳩は動物のうちの何というものなるや」あるいは「一体に何と名づくるや」等の問いを発して試験する。ある兵卒は蝶を鳥の類なりと答えたりということであります。

記憶は低能者には一般に注意を固定すること悪しく、注意散乱烈しく、あるいは鈍であるゆえに理解悪く、ために記銘力不良である。注意の散乱するものは気がきくように見えても間が抜けるのであります。児童は一般に器械的記憶は良いけれども理解的の記憶悪しきこと成人と反対である。器械的記憶は主として言語運動の練習によるものであって、たとえば寺の小僧がわからぬお経を読むようなものである。また低能児であってとくに一定のことに関し特殊の記憶があって良く器械的に記憶し、しばしば人をして知力優れたるものと誤らしむることがある。ゆえに単に器械的の記憶は前に挙げたる白痴の例のごとく、精神発達とはほとんど別の関係のもであると考えたほうがかえって大なる誤りがないのであります。

つぎに物の定義の問題、たとえば「鳥（あるいは花）とは何ぞ」等のごとき問いは適当な試験法ではない。すなわちこれらの問いは常児にても種々の誤りたるあるいは不適当の答えをなすことが多い。これに反して区別の問題ははなはだ必要であって、常児は早くより発達しているものである。たとえば「牛と馬」「木と藁」「袋と徳利」「梯子と階段」「蝶と鳥」「貸すと遣ると」「吝嗇《りんしょく》と倹約」「虚言と思い違い」等の区別問題をもってするのである。これらの問いはもとよりその児童の年齢その境遇等により適当なる問いを選ぶべく、たとえば百姓の子に「森と公園」、五歳の子に「虚言と思い違い」等の問いをもってするのは不適当である。

以上述べたるごとき試験は別に大した経験なき人にても同じ社会、同じ年齢の児童を集むればさほど難しいことでもない。

これら問題に対する児童の答えはもちろん年齢相当でなければならぬ。たとえばある児童は梯子と階段の区別を「梯子には間に空がある」など答えたることありて、その児童に相当の答えである。またたとえば牛と馬との区別について尋常児は目前に見るとき区別し得るのみならず、これを見ざるときにてもその相異点を抽象し得れども、重き痴愚児は目前にこれを見るも区別することができず、軽き低能者は見れば区別すれども、現在これを見ざれば答うるあたわざる等いろいろであります。

無形観念の問題に関しては、尋常児は十歳ころよりわずかに正答するを得べく、これには他の問いを補充してその答えを容易ならしむべし。たとえば「虚言と思い違いとそのいずれが余計悪しきや」と問うのたぐいである。これに対し常児は七八歳にてたいてい正答することができる。また「なぜに虚言が悪しきや」と問いて正答しあたわざるときは、その両者の例を挙げてそのいずれが虚言でいずれが思い違いなるやなど問い試むるがよい。ごく軽き薄弱児ではまれに上に挙げたる問いに正答することができ、また無形の観念にも発達していてもただこれに対する情調を欠くことが大切なる注意点である。普通児は「お土産をもらえばうれしい」「おばさまは親切にしてくださるからありがたい」など感謝等の観念を有するのみならず、またこれに相当したる情調を伴うけれども、低能児ではただ言語の外形のみにとどまり深き感情を伴わぬことが注意すべきことである。これらの感情はつねに小児の行為の基礎となるものなれば、とくに道徳的の方面に大切なることであります。軽き低能児は少しも知識の欠損は無くて、これを罰しあるいは賞賛するもこれに対する影響のはなはだ少なきものがあります。道徳的の感情に鈍きものはまた美的にもその情を欠くこと多く、かくのごとき児童は玩具を破壊しすべて物を不潔にするものである。しかれども注意すべきは児童には児童相当の程度のあるもので、これら感情のあまり過敏なるもまた神経質であって、結局子どもなみでなければならぬ。この感情についてはなお後にお話するところであります。

つぎに理解・決断については、たとえばおとぎ話のごとき話をして聞かせ、その児童がその簡単なる一句一句を理解するのみならず、その全部の関係を理解するや否やを検《けみ》し、またその小児がこれを記憶するや否やを検するため直接に談話して聞かしたる後、これをふたたび小児に談話せしむる等によるのであります。また一定の数を知れる児童にはその判断もしくは結合能力を検するため、たとえば「三を加えれば十二となる数は何ぞ」といえるがごとき問題を出して、もしこれが普通児で二十までの数を知れるものなるときは、ただちにこれを正答することができるけれども、薄弱児ではその答えができぬ。また読書を学びおれる児童では、ところどころ言語または仮名を脱したる文章を与えてその脱したるところに印をつけ、またはその脱字を補わしむる等のことによりてよく薄弱児の知力の欠損を見出すことができる。

感情

つぎに感情の障碍についてお話いたします。

この感情の観察は低能児の鑑定にもっとも大切なる要件である。何となればこの感情の発動は、知識の活用および実際生活における意志活動の土台となるからであります。しかるに一般に低能児の観察もしくは教育にあたり、主として知識方面の測定および教育に重きを置くのは、知識はこれを分量的に測ることができるけれども感情はこれを数量的に定め一定の鋳型にはめることができぬからである。それでもしこの感情の観察をゆるがせにし単に知力方面にのみ偏するときは、低能児取り扱いに関してその外面にかかずらい、根本方針を誤るの恐れがあるのであります。

この感情の障碍は低能児が反社会的不良者となる原動力であって、単に知識が低いというのみならば、その子がただ痴鈍というにとどまりて大して社会に厄介者というほどのことはないけれども、多くの低能者はこの感情の障碍があって反社会の厄介者となりやすいのであります。

感情の障碍はひと口に申せば、物に触れ事に接してその発動の鈍く遅きものと、刺激性で感激しやすいものと、一方に偏頗《へんぱ》なるものと三つに大別することができる。それでこの感情の発動がその児童の年齢相当でなければならぬ。

尋常児にては知識と感情とは相伴いて発達するものであって、変質性もしくは精神病的のものは知識に感情の伴わぬものがある。ただしこの場合の知識は多くは器械的外面的にとどまるものであります。

嬰児《えいじ》の感情は初めはただ苦痛と爽快とのごく単純なるものがあるのみで、運動機能や五官機能の発達に伴うて花やかなる色や活動するものを喜び好奇心を発し、物を投げ物を破壊して、勢力の放散もしくは自己の力の外物におよぼす支配力に自ら爽快を覚ゆる等、しだいにその感情の発動の著明となるのを見るのであります。また幼児は自己意識まだ発達せず、四歳ころまでは自他の区別がなく、もとより因果の判断、推理等がないから、そのなすところはただ自己感情の衝動にとどまるものである。ゆえに自ら得んと欲するものは他人の所有もかまうことなく、ただちにこれを占有せんとして奪取、窃盗となり、物の善悪、事の良否の差別がないから濫集《らんしゅう》、不潔、破壊行為等となる。また児童は意識不明瞭で、自分の想像せることもしくは夢に見たることなどを事実と間違え、吾人の夢意識におけるがごとく自己の思い違いを少しも疑うことがない。その結果としていわゆる病的虚言となり、あるいは他人と自分との優劣の比較なきため傲慢自尊となり、あるいは自己の腕力権勢の優秀なるを快とするがゆえに、我儘、残忍、弱者動物虐待等その知識感情の発達の程度に応じてかくのごとき種々の発動となるのであります。精神しだいに発達するにおよびて初めて愛情同情等高尚なる感情が生ずるのであって、小児の愛情は初めはただ自己に食物を与え自己の意を満たしくるる親その他自己を愛する人のみに限局するもので、ある小児はその哺乳瓶に対してこの上なき愛情を現わしたということであります。

この感情発達の程度と児童の年齢とを明確に定むることは、知識におけるがごとく容易なるものにあらずといえども、多数の児童と比較してただその目分量を得ることができるので、精神薄弱児はたとえば二十歳でわずかに六歳の児童の感情を有する等のごときものであります。

児童の感情を一般に見るときは、その身体発育新陳代謝機能の強盛なることに伴いてその感情も積極的で快活であって、もし児童がその感情消極的で沈鬱に傾くときは、身体精神になにか異常がありはせぬかということを疑わねばなりませぬ。また吾人の身体には眠りと醒覚、疲労と恢復のリズムがありまた気候時期等に周期あるがごとく吾人の感情はその気分の変化のあるものであるが、これが児童には大人に比して著明に変化するものであって、あるいは発作性に不機嫌となることなどがあります。癲癇性の小児にはとくにこのことが著明である。これらの関係もその児童に度にすぎてあらわるれば、注意しなければならぬことであります。およそ低能者には感情の偏向が多くて、あるいは強情でひとたび起こりたる気分に執着してこれを他に移すことができず、理が非でも言い出したことをいつまでも聞かぬというようなことがあり、あるいは被影響性の増進と申して周囲の境遇に移りやすく、何でも人のいうがままとなりて善悪の別なく、人があの家に火をつけよといえば放火さえもしかねぬと申すようなことがあります。

また変質者、精神病性の者には、たとえばある技術もしくはある種類の記憶にとくに他に優れたるものがありますが、これもある感情が特殊のことに強く他のことに鈍き等より起こるので、これらの児童はあるものをとくに偏愛し、あるいは蜘蛛、蟹等の特殊のものを恐れ、その他潔癖症恐怖症等種々の強迫観念を呈するものがある。

また道徳的感情に関しては野次馬、残虐、色欲異常、放火、窃盗癖等ありて種々の反社会的行為を呈するものが低能児に多い。

食欲の異常としては食欲の不規則にして、あるいは不食過食定まりなく、あるいはただ豆腐もしくは豆類のみを食して常飯を食せざる等特殊のもののみを食するあり、その他、木炭、壁土、昆虫等異物嗜好を呈するものが低能児に多い。

また疲労感覚の異常としては些細の身体精神の動作にもはなはだしく疲労を感じ、あるいは激しき運動にも少しも疲労を感ぜざる等あり。また些少の身体異常にもはなはだしき疾病感覚を起し、あるいは身体に疾病ありても少しも病の感じを覚えざるなど神経質者や低能児に多い症状であります。

意志すなわち精神運動の障碍

児童は新陳代謝強盛なるとともに運動欲が盛んであって、絶えず運動して寸時も落ちついていない。もしこの状態が成人にあったならば、それは躁病状態であります。而して児童の運動はその初めはただ簡単なる衝動運動であって、精神の発達とともにしだいに秩序ある有為運動となるのであります。

およそ七ヶ月以下の小児ではただ手を振り動かす等、まったく目的なき簡単なる反復運動にとどまるもので、もし四歳の児童にしてなおかくのごとき運動をなすものがあったならばそれは白痴児であります。児童が一歳二歳としだいに成長するにしたがい手に物を取ること、投げること、壊すこと等しだいにその個々運動は練習を積みて熟達するにしても、その全体にまったく目的手段の関係はないのである。倉橋氏が児童の活動は「それ自らの生活」であって、「なぜにかくのごときことをなすや」の大人の問いはまったく不合理であるといえるは、味わうべき言葉であります。この運動の有意の程度と年齢の関係は、低能児を鑑別するに大切なる尺度となるものであります。もし十八歳の児童であって、あるいは絵本を見ているかと思えば風の音に飛び出して木に登り、あるいは花を植えんとて取り帰り来たり、食事をして後まもなく忘れて知らざるがごときなど一定の目的観念がつづかず、することが時々刻々に変化して定まらざる等のことがあれば、それは八九歳ばかりの小児の行為であって低能児であることは明かである。

この運動欲は低能児にも興奮性のものと遅鈍性のものとあって、その運動欲の多すぎるも少なすぎるもともに尋常の児童でない。興奮性のものは注意が変りやすく感情定まりなく運動軽挙であって、遅鈍性のものは何事にも情を起さず趣味なくただ茫乎《ぼうこ》として運動欲なきものであります。

以上知力感情および意志の障碍について、ここにはその委しきことをお話しするのが目的でないから、ただそのごく簡単なる要領のみを述べたしだいでありますが、児童を観察するには、常にこの知情意を密接の関係において考察しなければ大なる誤りに陥りやすいのでありますから、注意すべきことであります。

もし児童についてその両親または教師が薄弱児の疑いを起したときはただちに専門家の診断を乞い、専門家はその薄弱の程度およびその原因を確定して、これにもっとも適当なる治療および教育の方法を講ずるべきである。すなわち脳水腫または遺伝梅毒等にはこれに対する処置を施し、あるいは普通の低能者に対しては日本にはまだ低能者に対する教育所の設備が十分発達していませんけれども、それ相当の教育方針というものを定めなければなりませぬ。とくにこれらの治療に関しては常に適当な時期があって、早く診断してその治療が早ければ早いほど効果が大きいのであります。このゆえに父母教師が早くこれらの児童を認定することがもっとも必要なる条件であります。

さて理屈はわかりやすいが実際においては低能児の認定も、その親の心になりてはなかなかむずかしいことであって、「人の親の心は闇にあらねども、子を思う道に迷いぬるかな」と申すように、親の欲目はなかなかその子を馬鹿ものと思うことはできぬ。ある十八歳の低能者の父は医に診察を乞わんとてその子の既往症を述ぶるとき、「この子がなかなか甘いことをいうて親をだまし金を取り出すところなど見れば、ただの馬鹿とも思われません」など申したことがある。また私の隣人に四歳の聾唖《ろうあ》の白痴がありましたが、その祖母は何とかかとか道理を付けてこれがたしかに聾唖白痴であるということは知らなかった。私の妻は三歳の一人息子を種々我田引水の説明を加えて、類まれなる良き方に解釈するのであります。

医師がこれら低能児の診療を託さるるにあたりても、その親に対し事実ありのままを告げなければその教育方針を定むることはできず、さればと申してその事実を親に告ぐれば、その親は多く不快を感じてその医の門を遠ざかるようなことが多いものであります。十四歳中学生の一低能者はその母に対し私がこの子を将来大学にやるなどはよろしくないといったところが、その母をしてはなはだしく失望せしめたことがあります。そしてまたこれら低能者の親もしくはその家庭には神経質もしくは異常の人多く、あるいはその教育上不適当なる因子が多くて、低能者教育上さらに困難を二三倍にするものがあることは余輩の日常経験するところであります。

これからつぎに低能児の教育について注意すべき点をお話いたします。

低能児の教育

まず低能児教育に関する見解について私の考えまするのは、教育者と精神病学者との間おのずからその趣を異にするところあるべく、教育者は主としてその低能者の少年時教育さるる時期のみを多く観察し、かつ多数児童を総括的に研究するものであって、精神病学者もしくは犯罪学者らは主としてその出来上がりたる不良児のみを多く見、かつその研究は各個人について狭く深く観察するものであるから、おのずからこの両者の間その低能児に対する感想を異にし、あるいはその意見の相容れざるところもあらんかと推察されるものであります。

私どもの信じまする低能児に対する教育の方針は、第一には消極的に反社会的の不良児とならざるよう、第二にはその上に積極的に本人が独立生活をなしうるようとの二つに帰することと考うるのであります。

この方針を基礎として、私は低能児に対していたずらに知識教育に重きを置くことはとくに私の賛成せざるところであって、必ずその者の実地生活に対する訓練を忘れてはならぬと思う。すなわち、第一「習慣は第二の天性なり」と申し、また良き徳もしくは善良なる人格とは、人の良き行為の習慣に名づけたる言葉でありまするがごとく、低能者の教育にはまずその日常の起居動作の良習慣を養うことはその第一の要件である。これに関してその低能者のミリュー（環境）より受くる影響すなわちその社会状態より得る教育関係より見るときは、上流社会で規律正しき家庭にありてはこの方面の良影響があるのを見まするけれども、一方にはつぎに述ぶる第二の要件について大いに欠くるところがありて、結局不良児を産出することが割合に多くなるのであります。

つぎに第二の要件として「心の貧しき者は幸いなり」といえるがごとく、常に質素倹約に慣れしめ、安逸に耽らず苦痛に堪ゆることを練習して、過分の欲望にかられ虚栄心を挑発するがごときことを避くることがもっとも大切でありまして、すべて低能者はその痴鈍性と興奮性とにかかわらず、みな些細の苦痛に堪えず僥倖《ぎょうこう》に憧れ虚栄に駆らるることがその常則であるということを知らなければなりませぬ。これを予防するのは常に必ず身体的実行的訓練を基礎としなければならぬのであって、決して教訓や説諭をもって唯一の教育法と考えてはなりませぬ。否、むしろ私どもはこの実験に遠ざかりたる教訓説諭は、結局しばしば不必要でかつ有害なることがあるということを深く感ずるのであります。これを低能者の社会状態すなわちその境遇より観るときは、下等社会はおのずからその境遇より身体的訓練を得、ために良影響を得れども一方に第一要件には欠くるところがある。また下等社会は一定の業務を習得せざれば自活するあたわざるをもって、前にのべたる教育上第二の方針たる独立生活をなしうるがために良果を収むることができますが、これに反して上流社会ではいわゆる「小人閑居して不善をなす」といえるがごとく、一定の業務を得るあたわざる者はそのためますます不良の結果を来すことが多いのであります。この業務の低能者、否人生に欠くべからざることおよびその選択の必要なることは後に至りて多少述べようと思うところであります。ともかくも善良なる中等社会は英国のいわゆるグッド・シチズンの出るところであって、もっとも低能者教育に善良なる境遇であります。

以上は意思および感情における根本的教育基礎と見ても差し支えないのであるが、つぎに知識的方面としては教育上の語を用ゆれば常に必ずいわゆる直感的教授でなければならぬというが第三の要件であって、すなわち常に実地につき実際的に会得せしめることが必要で、低能児の知識教育は必ずこれに器械的注入を強いることを避け、おのおのその低能の程度および種類にしたがい、分相応に同化しうるように教育しなければならぬ。

たとえばこの知識教育に関し、一低能児を教育して読むこと書くこと算術などかくかくできるようになったという人がありましても、単にそれのみでは外形的にのみとどまるのではないかという疑いをもって、私はただちにこれをもって私のいわゆる実際的知識であるとは信じ難いのであります。何となれば、やや高度の低能児でも般若心経を暗誦することができ、辞書の文字を片端から記憶しあるいは暦日のことをよく知っている者があるなどによりても知らるるのであります。軽き低能者が、その小学時代では学力普通で常児に匹敵し得たるものが中学に進むにしたがいしだいに同輩に劣るようになり、その低能たることのようやく著明となるものが往々あるのであって、もとよりこれに対するさまざまの理由はありますけれども、つぎに申し述ぶることもたしかにその一理由かと私は思う。すなわちたとえば幾何学にせよ、語学にせよ、その公理や定義や初めのほどはこれを器械的に記憶することができるけれども、しだいに進み複雑なる問題を解するにいたり、すなわち活用的のことになって後その能力の劣れることが著明となるがごときもので、英語など教ゆるときにも、そのA、B、C等アルファベットは器械的の印刻であって、その後これに発音を教えスペリングを教ゆるにいたり、しだいにその活用の鋭鈍に種々の差を生じ、さらに読書にいたりて優劣の遠く別るるようになるようなものではないかと思われるのであります。而してこの器械的の記憶については、低能児でもずいぶんその記憶の良い者はしばしば私どもの見るところである。かくのごとく単に器械的の記憶は、その数の多少により単にこれをその観念の内容として低能の度を定めんとすることは、大なる誤りに陥りやすいので、これによるときは、教育の多きものは個々のことを多く知っているから知力の勝れたるがごとく、教育少なきものは愚なるがごとく見えますけれども、実はまったく無関係で、その機能の度を定むるには活用の方面から観察しなければならぬのであります。

十八歳の一高度白痴女はなかなか口達者で、「この子は（自分のこと）口はよくしゃべるけれどもまったくトンマです」などいう。平常その母のいえることを模倣せるものので、もとよりその意味のわかるはずはありません。また私の実験した十四歳の中学一年生はよく英語の単語をしゃべり、また種々の高尚なる文句を知っていて、「倹約にしなければならぬ」あるいは「悪い友達とつきあってはいけぬ」などいう。これも平生その母の教えたることを器械的に模倣するのにとどまって、もとよりその意味を領会しているのではない。その他この児童は「少年世界」など種々の雑誌を見ていろいろ珍しきことなど知っていて、気軽くよく多言するものであるから、誰が見ても一見相当の知識あるもののごとく思われます。しかるに「底ひなき淵瀬やさわぐ谷川の浅き瀬にこそあだ波はたて」と申すように実にその精神能力が劣等で、私の家にいまする同年齢の教育乏しき子守りに劣るので、常児に比較すれば十一二歳の児童に匹敵するのであります。俗人はよくその知れることの数をもって痴愚を分たんとする弊がありますから、この小児も普通誰もこれを低能児と思わぬのであります。しかるにこの子の注意集中難く移り気なること、過去未来の考え因果の判断に欠くること、その行為に秩序統一なきこと等によりて、初めてその能力が十四歳の年齢にふさわしからぬもので、低能であるということがわかる。たとえば座敷の掃除をさせるにも一定の方針工夫なく、ただ箒を振り回してどこよりどの方に掃かんとする目算がないようなものであります。

兼好法師が七八歳のときその父親に親の親のその親の親と問い詰めて、父をして答えに窮せしめ大悦びをしたと申すように、小児というものは知識欲、穿鑿《せんさく》欲というものがあって、根ほり葉ほり種々のことを知らんと欲するもので、かつその知識は常にこれを自己生活に同化せんとする傾向をもっているものである。消化なき知識はガンモドキのごとく雑多に詰め込まれており、たとえば不消化物丸呑みのごときものである。その消化器の分に相応し、その身体に適応したものを食せず、いたずらに滋養物を詰め込まんとすれば下痢を起こし、ますますその身体を消耗させるような類で、知識教育もまったくこれと同様であります。ただし強壮なる身体健康なる腸胃は、多少不消化物や無理な食事もしなければならぬように、精神健康なる児童には無理な注入教育もかえって必要でありますけれども、低能児は消化不良の子におけるがごとく、まったく健康なる児童と同一視してはならなぬのであります。そしてよく消化し同化するように知識教育を授けることが大切で、かつこの同化したる知識の観察によらなければその児童能力程度の標準とはならぬのである。

吾人は栄養を摂り各器官強壮ならば活動によりてますます快を得るがごとく、児童の得たる知識はこれに一定の感情を伴い、これを実生活に活用することと知識それ自身の運用とによりてますます快感を得るものである。

私の隣の満五歳に足らぬ女の子に私が絵本などを見せて、「これは赤色です」といえばその子は「わたしの着物も赤いの」と反応し、「これは胡瓜……」といえば「以前わたしもたべたの」といい、他の子どもが井戸に落ちたる話をして聞かすれば「あたし、もう井戸のそばに行かないの」などいう。これを見ましても児童がその見るもの聴くもの常に一定の感情を伴い、自己との関係に結合し実生活に活用せんとする傾向を見ることができる。また私の知れる満四歳に足らぬ一男児は片仮名のロを習いおぼえて後、障子の切り貼りその他四角の孔など見るごとに「これはロ」といいて人びとに示し悦ぶ。これを見ても児童がその知識それ自身の運用によりて快を覚ゆることを知ることができます。感情もしくは興味を喚起しない知識は、これを器械的に注入しましても記録せずしてただちに忘るるか、もしくはただ反復して注入すれば、わずかにこれを脳に印刻するのみで何の活用をもなさぬものとなるにとどまる。低能児の記憶は実にこの感情に欠くるものが多いのである。常識という語はよく一般に用ゆる語であるが、私はこの感情を欠いた器械的の記憶はいくら種々のことを知り、いろいろ理屈をいうてもその人に常識があるとは認めぬのであります。

以上は簡単ながら同化せる知識と器械的知識との関係、およびこれに感情随伴の如何などお話したのでありますが、低能児とくに反社会的危険性の恐れのあるものには、この同化せざる知識をいたずらに注入教育することは、はなはだ有害無益で大いに注意すべきことであります。これを消極的に考うれば、むしろその単純愚鈍なるほうがいくら勝れるかわからぬのである。この器械的知識は反社会的でないものでさえも、ただ単に外面的の体裁装飾にとどまるもので、もし反社会的のものにいたずらに知識を授けんとするは、あたかも盗賊に鍵を与え詐欺師に法律を教ゆるがごときもので、たとえば不良児童を訓戒せんとして「人を責むること寛にして己を責むること重」などの道徳的の教訓をしたとすれば、その結果はどうなるかというに意外にもこれは自ら身を修むるの教えとはならずして、反対に「なぜに人は自分を責むることが寛大にあらずや」など自分の非を棚にあげて人を責むるの道具となるのである。また「人もし汝の右の頬を打たば左を向けよ」などの語にしても同様に、かえって人の頭を殴打するの口実となるのであります。これらのことはかくのごとき不良児を実験せぬ人の決して思いおよばぬことかと思うのであります。

軽き低能児にして、たとえば中学校に入学して明らかに能力がこれに堪えざるがごときものは、よろしくその注入的知識教育を中止するのがよい。あるいは表面的知識あるも悖徳の傾向があって、変質性のものであるときは、よろしく高等教育は短期にて終業することのできる実務学校のごときを選むのがよい。低能者の中学校入学は、すでにこれのみにても種々の弊害が輻輳《ふくそう》しているのであって、東京の多数の中学のなかには多数の不良児を産出することであろうと私は推量するので、この低能者の中学生は本人すでに一定の方針なく、学問にその味なくただ親の命によりて通学するのみであって、おのずから他学生よりは軽蔑され詐《あざむ》かれ誘惑され、種々不良の結果をきたすこととならんと思わるるのであります。

この低能児もしくは精神病的児童に対して職業の選択ということはもっとも大切な

要件であって、しかもまたもっとも困難なる問題であります。

この職業ということは人生にもっとも大切なることであって、無職業の人がなぜに賤《いや》しむべきかといえば、それは意味を強めていえば、職業なき徒食の人は人生の意義もしくは生存の趣味を知らぬ、といってもよいからである。吾人人生の意味もしくは生存の趣味は、大きくいえば実にこの職業の内に存するのである。職業は吾人が生存上一切の需要に対し社会から供給を受くるかわりに、自分もその職業によりて社会の需要の一部を供給することができる。すなわち社会の個人としてその社会に生存する資格、立派な人格が備わるわけであって、これによりて独立自活することができるから「居そうろう、三杯目にはそっと出し」というようなさもしい心細い心配もない。ただしこれらは各人がすべて必ずしもこれを自覚しているわけではないけれども、実はその精神の土台となっているのである。而して実際にはおのおの自分の職業に熟練して、他の異業者のできぬことをなして自活の資を得、また周囲からはおのずから供給を強いてくるから、この両方の理由が相まってその間にはたとえときどき嫌になることがあっても、やむなくその業務をつづけなければならぬようになり、これによりて「閑居して不善をなす」ひまはなく、また「忙しくて患うひまがない」というがごとく、おのずからその間に身体精神ともに正しく修養され、ますます健康となるのである。身心の衛生上より見て、この職業に近き関係あるものは作業と運動とであります。単純なる作業は職業のごとく永続的のものでなく、また義務の観念を欠き趣味に薄く、してもよし、しなくともよしということから、自ら精神の緊張がなく、ただしたい時のみにして嫌になればやめるというように、ついついそのうちに怠りがちになるのが普通である。ゆえに健康なる人であっても、いわんや低能者には、各個によく選ばれ適応したる職業に比すればその効能はまことに少ない。またよく医者が神経質や神経衰弱の人などに運動を勧めることがあるけれども、ただの散歩など単に器械的に手なら手、足なら足を動かすところの振り子のごとき運動は、ただその一部の筋肉のみを動かすにとどまりて、その効能ははなはだ少ない。私の友人にも多年毎日規則正しく一日に三時間ずつ散歩する人があるけれども、胃の拡張を起してなかなか治らぬ。これに対してその効能を多くするには散歩を植物採集にするとか、あるいは園芸をやるとか掃除をするとか何とか、目的ある精神的の趣味を加味し、かなり複雑なる運動のものに導くほうが有効である。かくのごとく単純なる器械的の運動よりは作業がよい。さらに単なる作業よりは職業がよいということになるのであります。

以上は単に運動もしくは職業の身心衛生上に関することをちょっと付け加えてお話したしだいでありますが、この職業には政治家のごとき極めて複雑なるものから、袋貼りのごときごく単純器械的のものにいたるまで千差万別限りないのであるが、低能者の職業はおのおのその稟性《ひんせい》にしたがい、その分相応に適合しなければならぬもので、難しくいえば困難なる問題である。一般にいえば、低能児にはなるべく社会的に複雑なる関係を有するもの、生活の不規則なるもの、誘惑多きあるいは飲酒等悪習に染みやすき境遇等のものを避けて、なるべく農業園芸等自己の腕をもってする、周囲の悪影響なき生活の規則正しき職業を選ぶべきで、これらの職業はなるべく幼年時より慣れしむることに注意すべきである。すでに長じて後は、とくに白痴に「お前は利口か馬鹿か」と問えば常に必ずみな「自分は利口だ」と答えるがごとく、常に低能児は自己の分限を知らず劣愚なるを思わず、空想にかられ忍耐不撓《ふとう》の精神に乏しく困苦に堪えず、親や長者の命にしたがわずますます一定の職業に従事することのできぬようになるのが普通であります。十六七歳ころとなればすでになかなか困難となるのであって、かくのごときものはとくに上流社会で平常安逸に流れているものにますますその困難を感ずるのであります。

ある田舎のあまり豊かならざる小飲食店の寡婦《かふ》に養育されたる、十七歳の男児高等小学卒業成績下等なるもの、平常母の言に従わず、家業の手伝いなど少しも手を出さず、いつもハーモニカなど吹き鳴らしてのらくらと日を送っている。このごろしだいに我儘が増長して母に八円のバイオリンを強請し、母は貧しきためにかくのごとき高価のものを買い与うることができないのですから、患者は自ら音楽を好むというけれども、実は簡単なる唱歌の譜さえも知らぬ。また患者は上京して苦学し文学を学ぶべしなどいうけれども、もとより文学のどんなものなるかは知らない。この患者は低能者で変質性意志薄弱者と名づくべきもので、すでにこの年となりては最早奉公するとか職人の弟子になるとか、一定の職業を与えんとすることはなかなか困難なることである。かくなりたるはもとより患者の先天的稟賦《ひんぷ》にあることであるけれども、寡婦というものの養育の不良もその一部の罪を負わねばならぬことと思う。もし自然に放任したるこの患者の未来を予想すれば、ならずものか浮浪者かいずれ反社会的のものとなる恐れがはなはだ多いのであります。

十四歳中学一年生、低能児。家は豊かで多少神経質かとも思わるるその母の愛が度に過ぎて、家には小学校時代から家庭教師を置いて患者の好まざる学業を強いている。

本人が小学時代にはその成績も普通であったけれども、学年の進むにしたがいしだいに劣るようになり、中学に入りて後はその成績ますます不良となってきたのである。しかも現在その母は、なんとかしてわが子を行く末は大学を卒業せしめようと予期している。およそかくのごとき場合、医師がその母に対し、この子に関するありのままの意見、単簡明瞭なる忠告を与うることは、実際になかなか困難なることであるということは、誰も推察さるることでありましょう。私はこの子を一ヶ月余私の家庭の一人として家に置き、これを観察しましたが、その身体発育は少しく繊弱であるけれども、大体において常児の中に加うべく、容貌は愛らしく返事は迅速でかつ明瞭でありますが、何でもかでもただハイハイという。おそらくは家庭教育の結果でありましょう。行儀は良く、よく挨拶をする。注意は散漫で機転がきくが実は間の抜けることがはなはだ多い。（もとよりこれらは、年齢と比較的のことである。）無邪気で如才がない。実は尊者に対して畏敬の情なく、他人の不快憤怒等の顔貌を察知する観察力が乏しくて（しばしば八九歳ばかりの児童にも劣るがごとく）叱責さるることあるも、ただその一時のみにして、まもなく忘れてしまう。これに反して悪境遇に生いたちたる、もしくは先天的の悪傾向ある他の低能児のごとき、すべて他を悪意に理解する等のすね曲がり根性は少しもない。また軽卒多言でいたずらに問いを発し、たとえばトランプを見て「これはどこ製ですか、ニューヨークですか」など問い、あるいは私がドイツ書を読んでいるのを見て、「その本は何を書いてありますか」など問うがごとく、また英語の単語やその他種々の高尚なる言句さえもしゃべっているから、普通の人はこれを見て低能児とは思わない。しかるにその日常の活動を見るにおよんで、その知れることは単に外面的の記憶にとどまり、その精神の薄弱なることはまずその手工や行為の上に著明となって、間もなく同年輩の守りの子にさえいつとはなしに軽蔑されるようになる。

この児童は神経質であって、種々の強迫観念様症状、青色に対するはなはだしき不快の感、暗所、盗賊、殺害等の恐怖潔癖等の症状を有している。

五官器にべつに異常はない。その家人はこの子に重聴および近視の疑いをもっていたけれどもこれを試験してみれば普通であって、聴力は左右ともに懐中時計を二メートルの距離にて聴くことができる。しかるにただその重聴なるがごとく思わしむるのは、注意の喚起、領会の遅鈍なるためである。視力もこれと同様にボールド（黒板）が見えぬといい、また時計の時間など問い試むるに、これを眼に接近してなおよく見えぬというようなことで、同じく理解の悪いために近視の疑いを起されるのであります。

その知識教育に関してはこの子が習わなければ知らぬ、宿題をもらわなければ独学独習することができぬと考え、依頼心のはなはだしく増長せることは、その家庭教育もしくはその他の事情が人工的、器械的、鋳範的に流れたる弊ではないかと推測せざるを得ない。私がかりに他に劣るまじと愛児の知識教育にあせっている神経質の母親ある家に、家庭教師となりたりと想像するも、人情として知らず知らずの間、母の心につけてもその子に外面的知識をなるべくたくさんに注入したくなることと思わるるのであります。

私はこの低能児に対し従来の弊と信ずるところを避け、できるだけ啓発的に指導せんと試みたのである。その母も教師もこの子が従来時計の時間を知得することができぬものと思っていたものを、私は一週間でほとんど教えずして大体成功したのであります。まず私はその子を時間の観念の必要なる種々の境遇に置くことにつとめ、たとえばその子の請求する品物など私が何時何分に帰りて買い与うべし、何時は菓子、何時に寝るなど種々に工夫し、教えんとする。私は忍耐して教えざらんようにつとめ、またときどきこれに時間を問い試むるときなど、その答えに誤りあれば単にいまは何時何分であると教ゆるのみで、こまかく説明してやらない。しかるにこの子がついしたことから時間に興味を起した。第一の動機は意外の出来事であって、私が時間のことを教育しはじめてから四日目のこと、私が雷の距離を測定して、あれは幾丁《いくちょう》、いまの雷は幾許《いくばく》といって聞かしたところが、彼はいかにして眼に見えぬ雷の距離を知り得るであろう、との好奇心をはなはだしくそそりだしたるものと見え、しきりに私にその故を問い、その測定方法の教えを求めたことから起ったのであります。私は十分彼の好奇心をそそり、精神の緊張を待ちてはじめて音の速度と一二三四……と秒時を測る方法とを教えてやったところが、非常に喜んで自ら一二三四……を反復し、熱心に秒時を測ることを練習して初めて五分を領会し、十分を知り、ついに何時何分を知得することができるようになったのであります。

また私が彼に時間を指定し学習を命ずれば、いつでも彼は私に宿題を請求するので、私はことさらにかくのごときことを拒み、「自分でしたいことを勉強せよ」とばかりいって、ただその成績を検閲するのみでありましたが、ある日数学で鯨尺《くじらじゃく》と曲尺《かねじゃく》との換算問題を十ばかりやったのを見ると、ただその算術書にある公式の模範に当たり、これに数字を当てはめたにとどまって、まったくその問題の意味を解することなく、ただその外形にのみよるのである。だからその正解を得たるものはただ偶然のもののみでその他は誤算ばかりである。それで私は彼に鯨尺と曲尺といずれが長いかということを問うたところが、答えはまったく曖昧で実はまったくこれを知らない。

つぎに本人の身長を問えばあるいは一尺九寸と答え、あるいは六尺なりという。問うごとに常にいい加減な答えをなし、その答えはただ僥倖《ぎょうこう》をねらい、いいあてて賞められんことを欲するものである。而して六尺とは何から割り出したかと問えば、「いつか母から、六尺ゆたかということを聞いたことがあるからだ」という。すなわち当人は一尺の長さ幾何《いくばく》なるかを知らぬゆえである。それで私はさっそく、鯨尺と曲尺とを与え、尺寸を教えおきて、翌日ふたたびその身長を問うに、やはり前日の答えのごとく出放題で、自ら計り試むることに心がつかぬのである。また私はこの子が平常私にねだっている飛行機、箱庭等の見積もりをさせたりなんかしていたが、私が毎日ときどき寸法に関することを問い試むるも少しも発達せぬ。これを私の妻が見かねて、ひそかに自分の身長を柱に比較して計ればよろしきことを教えたところが、にわかに柱に一尺もしくは五寸ごとに鉛筆の跡不潔に塗りよごしたのち、ようやく自分の身長が四尺五寸なることを知ったのが五日目のことでありました。

それから寸法のことに興味を得て終日火鉢、机等さまざまのものを計りて楽しみ、私を見ると「あれは何尺です、これは何寸です」などいって喜んでいる。翌日散歩中、六尺塀の高さを問えば初め二尺と即答し（常に物を即座に答うることを功名と考えている。）のち四尺と改めなどしてついに正答したが、この寸法のことも八九日かかって大体修業したのである。それで私は考うるのであります。かくのごとき教育方法はその教師の注意工夫と努力とが、いたずらに器械的に教ゆるよりもたしかに大きくかつ困難のことかと思う。以上お話したのはわずかに一例にとどまるけれども、かくのごときはたしかに本人の実生活に活用の大なる有益の根本的知識で、これに反して器械的の高尚なる注入的知識はかえって有害でありはせぬかと疑うのである。私がこの低能児に対し前にあるとき時計の時間を問い試みたとき、本人はただ僥倖的に初め七時十分といい後また「いや三時四十分だ」などいいますから、私は前にいえることと後の言とどれだけ違うかと問うたところが、暫時考えたのち彼は「先生、差ですか」といって私に反問したことがあるが、実はこの一言はその知識活用のまったく器械的形式的であるということを極めて明快に示したものであります。

常に人のいうがごとく、この知識教育には興味ということがもっとも必要で、まず第一に本人の自発的趣味を引き起こし精神の緊張を起すように導かねばならぬ。それで私はこの小児が私の家に来た当分は、一には診断上その精神の傾向を知らんがため、一には自発的にその趣味を喚起せんがため本人を随意に放任し、何物をも与えないで十分退屈させたのである。そうすると自らその退屈に堪えられないためにさまざまのことに手を出すようになる。それで私は土堀り、箱庭、手工物、何でも随意にやらせてその間にしだいに啓発すべきこと、抑制すべきこと等を見分けたのである。ついでに一言加えておきますが、この子はむしろ興奮性の低能児で、じっとしていることのできぬ方であるから、その啓発教育も施しやすくかつ入りやすいのであるが、これがぼんやりの痴鈍性のものであったときは、これを放任しておけば、いつまでもうっとりとして退屈もしないから、その教育はいっそう困難でかつまたこれと趣を異にしなければならぬのである。

以上私は単なる一例をもって器械的外面的知識と実際的同化的知識との差および注入的教育と啓発的教育との差の一端をお話したのであります。モンテッソーリ女史は現時の有名なる啓発的教育を主唱し実行している学者であります。

低能児の内にはまたしばしば特殊の知識もしくは技術等の偏向を有するものがある。その一例はある遅鈍性低能児にして、小学時はなはだ遅鈍でとくに数に関する観念に乏しく学校教育ほとんど不能であったものが、成長してのち通訳官となり出征したるものがある。この人物は愚直で悖徳《ぼっとく》行為は少しもなかった。

他の一例はやや興奮性の低能児で、その小学時は一年級に数年を費やし、ついに及第することができないで廃学したが、二十歳前後彫刻に志し独力美術学校に入り、のち名ある彫刻家となった。しかるにこの人物は悖徳行為多く、詐欺行為などして少しも羞恥の情のないものであった。

かくのごときさらにさらに著名なる実例は、従来学者の報告したものがたくさんにあります。これによりて見るも、低能児の教育はただ器械的に知識の注入教育は無効であって、その児童の趣味の向かうところによって啓発的に教育するよりほかに良法はないのである。しかしながら低能児は多く反社会的の悪傾向を有するものであるから、常に消極的に善良なる人格を養い、不良児童とならぬよう注意すべきであることを忘れてはならぬ。

先年、低能児に関しその鑑別、教育、保護等学者の間に研究機運の盛んとなった当時、これに対して大いに優等児童研究の必要を唱えた学者もあった。もとよりこの両者おのおの大なる必要のあるもので、まず低能児についてはもとより単にその研究が社会に貢献する実質的生産物の多寡をのみ目的とするのでなくて、この研究の結果はかの生理学が病的異常を俟《ま》ちて初めて成立し、かの脳中枢の発見などみな脳の病的障碍から起ったように、この低能児研究が尋常児研究の大切な資料となる。またこの教育が尋常児もしくは優等児教育に対する根本の理解を得る時が来るであろうと、研究の結果に期待すべきことははなはだ大なるものであろうと思うのであります。

つぎに優等児について、私はこれに真性と仮性とを区別し、この仮性のものは低能児研究の一部に加えたいと思う。この真性と仮性との区別についていま私が譬喩《ひゆ》をもって申してみれば、あたかも等辺三角形と鋭角三角形との区別のごとく、等辺三角形はその面積が大きくて精神能力の分量上大きくかつ知情意の円満に発達せるに象《かた》どり、その三角形の極小なる遅鈍性低能児、中等なるは尋常児すなわち凡人で、その大なればば大なるほどますます大偉人である。また鋭角三角形はその等しき高さにては等辺三角形よりその面積が小さく、その鋭角の鋭く尖れるほどその精神能力の全量は小さいけれども、ますますその精神の偏向の度の強きもので、いわゆる圭角あるものに象どり、いわゆる天才とはこれに属するものではないかと思わる。すなわち低能児で特殊の偏向あるものもこれに属する。而してこれに属するものは、あるいは激情の人にして知に乏しく、あるいは知に勝れて意志に乏しき等のごときもので、この等辺三角形は真性に比し、鋭角三角形は仮性に比すべきであります。いまこれを社会という立場から見れば、真性のものは常に社会に歓迎すべきものであるけれども、仮性のものは時にあるいははなはだしき反社会的の害毒者となり、時にあるいは社会の先覚者と仰がるることもある。この特殊知識の偏向ある低能児であって、後来世に名をなすの後は、人びとがその一面のみを見てこれを優等児と誤診し、偉人と誤解することのあるべきことは大いに注意すべきことと思うのである。またこの優等児ないし偉人天才の研究は、低能児ないし精神異常者におけるがごとく、その人格そのものについて直接に深くかつ完全に研究し取り扱うことのできる機会が少なくて、とくに偉人天才の類の研究は主として伝記や記録によりて間接に調べるのみであるから、障子を隔てて診察するがごとく、はなはだ困難でかつ正確を欠くことである。しかれどもその研究は世にもっとも大切なものであるから文学者、教育者、精神病学者等にますますその研究を希望したいのであります。

話は勢いに乗じてついついい余事にわたりましたが、はじめに申した低能児教育上第一および第二の要件すなわち良習慣を養い、実地生活に慣るることおよび苦痛に堪ゆることを練習することは、意志および感情の教育であって、教育上これを訓練と称し、尋常児に比して、その知識教育すなわちいわゆる教授よりもさらにさらにもっとも大切なる要件であります。古人の伝記を読んで、不遇や困難が多くの偉人天才を生み出したるごとく思わるるも、帰するところはここであるかと思う。感情はその一特性として慣るれば鈍くなるという原則からして、寒い暑い、苦しい貧しい、みな平常その境遇に慣るればいつとはなしにあえてこれを苦痛とせず、別にこれを意とせぬようになる。また感情の他の一特性として、感情はこれを表出すればますます強くなるという原則により、掃除をする、物を整頓する、礼を正しくする、人を世話する、みな平常これをなしつけていれば、少し埃《ほこり》があっても気にかかり、物が散らばっていては心持が悪いというように、これによりて良習慣が養わるるのである。これはもとより低能児に限らぬ一般のことであるが、低能児教育には何よりももっとも大切なことでありです。

いま私はこの意志および感情教育のうちに属して体操遊戯および手工園芸等のことについて少しくお話しておきたいと思う。この遊戯園芸等はこのごろしだいに小学教育中に重きをおくようになりましたが、私は低能児にはとくにこれを知識教育の上位におかなければならぬかと愚考いたすのである。

そもそも体操によりてわれわれは正しい姿勢、完全なる運動、規律、服従等身体的精神的に大切なる基礎的要件を訓練することを得べきものであって、低能児は一般に姿勢正しからずその運動の拙劣かつその変化の遅滞すること、むしろ知識の器械的記憶よりも著明に見ゆるものである。たとえば私が前にあげた十四歳中学生のごときも「気を付け」の姿勢、これを教ゆるになかなか容易でない。かつ「気を付け」の号令にしたがいて敏活迅速に反応することが鈍く、「回れ右」の挙動などこれを教ゆるになかなかの困難を感ずるのである。しかしながら私は低能児に対して知識教育に費やす骨折りを、まず第一にこの方面に向けた方がよかろうと信ずる。

つぎに遊戯は室内室外、単独共同ともにみなそれぞれの利益があって、たとえば百人一首かるた遊びのごときにても、まず第一に注意緊張、敏捷を養うにははなはだ有益のもので、昔の武士が鍔《つば》の音にも目を覚ますというのも、みな常住坐臥の注意緊張練習の結果にほかならぬのである。また共同遊戯にては自己の希望目的を達せんためには、第一に一部分の自己の欲望を犠牲に供し、多数に服従し、衆人と一致協力すべきこと等によっていわゆる社交の情を養うことができ、将来社会に立つにあたってもっとも大切なる基礎的訓練である。すなわちこの遊戯によりて、頑固、因循《いんじゅん》、偏屈、自我の情等の感情を排斥することができるゆえに、遊戯はかくのごとき標準により、注意してその善良有効なるものを選択して与えなければならぬことはもちろんである。

児童の活動を見るに、心理的にいえば広き意味においてすべてこれ遊戯であって、ただちに将来実生活に入る予備演習であるということがわかる。三年四ケ月になる私の小児などときどき虚言のようなことをいうことがあるが、これは実は言語の遊戯で自ら会話の稽古をやっているのである。モンテッソーリ女史はその幼稚園の児童にすべて他働的の注入教育を避け、私のいま述べた意味における遊戯心を利用して自働的に導いてその結果ははなはだ良好である。

また児童の活動ぶりは成人でいえばまったく躁病と同様であるが、精神発達の道程として自然であり必須であるから、私がこの児童もしくは低能児に対する態度は、いわゆる有理的放任主義により、ただ有害なる事情のみを抑制しもしくは他に転導して、できうるかぎり一切放任するのである。また児童にはおのおの個人性があり、また低能児にもそれぞれ程度があるから、各児童そのものを標準として、あるいはその低能児の年齢なみという風に扱ってはならぬ。すなわちたとえば、いま十四歳の低能児が十歳ばかりの児童の精神発達程度とすれば、私はこれを十歳なみに取り扱うのであります。

作業、園芸等については、低能児は一般に手工拙劣である。私の実験せる十四歳の低能児も、私は本人の要求するがままにできうるかぎり種々の材料を与えたのであるが、ある日彼が蠅打ちをつくってみようと思い立ったから、私はこれに棕櫚の葉を取って与えたところが、彼はまずその茎を葉の本から切り離し、その葉は糸で編もうとしたがついにできないで、束にして捨てた。しかも同一のことを二度まで繰り返した。その蠅打ちの柄となる部分を切り捨てた理由はわからぬ。しかも傍には他の蠅打ちの見本があるのであります。庭に出でては私が土掘り草引き等をすれば、ただちに来て私の真似をする。掃除をすれば方向を定めずして箒を振り回す。草を取れば常にかならずその後ろの植物を踏みつぶす。すなわち後ろに精神の眼なく、ただ目先目先の物のみ見えて、注意の固定は少しもできない。また私が何か手工もしくは園芸等をすれば、傍にありて「それは何です、いま何をする」と一々に発問して、決して経過や前後の関係等を注視考察することなどはしない。彼が花木草本など植うることがあっても、みなその時その時で、あるいは他より取り来たりてそのままに植うることを忘れ、あるいは植えたる植物もその枯死、生長等を考えることなど、連続した興味は少しもない。これらの状態は、もとより精密なる程度を定めることはできないけれども、あたかも十歳ばかりの児童の程度かと察せらる。しかれども私はかくのごときことは本人のために大切な練習であるから、できうるかぎり種々の注意を払っていろいろやらせたのである。

すべて手の働きの巧妙なるはもとより、手運動そのものの熟練は、主としてその手の巧妙ではなくその精神活用の巧妙で、手工の拙劣はとりもなおさずその精神機能の拙劣である。この手細工、園芸等ははなはだ複合せる精神活用であって、簡単なる器械的の言語模倣等とは比較にならぬものである。そもそも神経中枢の発育もしくは萎縮がその末梢の発育及び萎縮を起こし、またこれと反対に末梢の興奮および廃用が同様にこれを中枢の発育および萎縮におよぼすことは、病理学の証明するところであるが、精神のことも恐らくは同様で、これら作業の訓練発達によりて脳および精神の発達することは明かなることと思わるるのである。

日常生活については私はこの低能児に独立独行の基礎としてなるべく自己の用を自分で弁ずるようにし、女中にも普通のことは一々してやらないように命じておいたのである。できうるかぎり細ごまと教えないで、ただ要領のみ簡単にいうことにした。その自用とは、まずはじめは臥床の上げおろしから漸々《ぜんぜん》に進むようにした。この子は口が軽くて「これはここに置いてもよいか、これはこうしてよいか」など何でもかでも一つ一つ問う癖があったが、また依頼心が強くて些細なことも自分ではできぬと思っている。これは家庭教育の影響が多かったと思うが、布団を敷くにもこれをこち向けてここをこう引っ張るなど一々に問うてする。しかし私は決して一つ一つ教えなかったがまもなく自ら完全にできるようになった。

この子は潔癖があって、風呂に入ればつぎの人が入ることのできぬほど湯を汲み乾してしまうには困ったが、これも制限を加えてまもなく普通に回復した。その他この子には前に述べたごとく種々の強迫観念様症状があったがこれも少しはよくなった。かくのごとき症状はしばしば低能児に合併するものであるが、なかなか一朝一夕に治するものではない。しかしこれは医術的教育もしくは治療の駆け引きによるもので、ここで述ぶることはできませぬ。

ついでにここに一言加えたきことは、教育者がその一挙一動必ず被教育者の模範とならなければならぬということに関してのことである。もとよりこれも読んで字のごとく解することはできぬので、勉強、誠実、勇気等の抽象的のことはもちろんその模範たるべきも、日常の個々の事実においては一方には子は子、親は親、小児は小児、成人は成人おのおのその分があって、分不相応の欲望を持ってはならぬということを訓練によって平常養わねばならぬことと思う。その著明なる極端なる一例として、私は私の一知人の家庭を知っている。その母親は陸軍大尉の未亡人であったが、その子は上が男二人下が女一人である。母は平常絹布をまとうて労働などはせぬ。次男が十七歳ばかりの時たまたま女中がいなくなって、その次男が飯炊《めしたき》台所のことを手伝わなければならぬことがあった。そこでその子は母に対し自分はいまだかつて飯炊くすべを知らぬといったところが「俺だって飯を炊いたことはない」と一声の下に叱られたというようなことがある。万事が概してこの調子である。その子は三人そろいていまも相当に立派な身分になっている。これは極端の例ではあるが、訓練の方面から見てはあるいは一顧の値のあることと思うのである。

つぎに教育上賞罰に関して少しく私の意見を述べようと思う。

賞罰に関してはモンテッソーリ女史は賞も罰も二つながらその必要を認めないという。なるほど女史はその教育に児童の自発的活動を土台としているから、したがってこの意見はもっとものことである。私もはなはだこれに賛成である。モンテッソーリ氏は、小児の不良なるもので仲間に害となるごときものはまず第一にその小児の身体を検査して、異常のないものはこれを病児または嬰児として取り扱い、仲間のものから別にしてひとり安楽椅子に凭《もた》れさせ仲間の面白く遊戯するのを見させておくのである。この小児はこれがためにはなはだしき苦痛を感じ、ついには仲間とよく相和して活動するようになるということである。ともかく罰は単にその小児に苦痛の感を与えるのが目的でなくて、これによりその小児が実際にかようのことをするのは自分の不利益である、ということを自得することができるような手段を工夫してやるべきものである。しかるに小児があやまちで倒れて衣服を汚す。この馬鹿野郎というて怒鳴る。ご飯の食べ方が不調法だといって叱られた。お茶碗を落としたといって頬べたをつねられる。お使いに行って道草を食ったといって帰ってきてお尻をしたたかにたたかれる。親にだまって友だちといっしょに活動写真へ行ったといって大目玉を食い、ご飯を一度抜きにされる。かくのごとき事実はわれわれがよく下等社会で見るところであるが、心ある人びとは誰もこれを良くないことと思わるるであろう。かようなる懲罰がなぜに悪いかと問わば普通「あまり苛酷であるから」と答える。しかしながら、この懲罰は単に酷に過ぐるの、足りないのという程度の問題ではない。そもそも譴責《けんせき》もしくは懲罰は、これによりて第一に児童をしてかようかようの行為は悪であるということを知らせ会得させる手段方法であって、この悪もしくは不良行為ということを強く明瞭に印象させるために苦痛ということを利用する。

第二には児童がすでにその不良行為と知っていることをする場合には、悪をなせば必ず悪果を来すべきものであるけれども、その自然の悪果を得るまで放任しておくのは手数でありかつ間に合わないから、ここに人工的に懲罰という代用物をもってその悪果を軽便に手近に示し、本人をして悪事をすることに懲《こ》りさせるためである。

以上はもとより社会的制裁もしくは懲罰の方面から見たことではなく、ただ教育的の方面からのみ見たる懲罰使用の理由である。ゆえにこの懲罰はこれによりその児童をして悪なることを知得させると同時にその悪行為に懲りさせるということについて、十分なる結果を得ることを目的とせねばならぬ。しかるにこの悪もしくは不良行為ということは極めて抽象的のシンボルであって、児童のある行為に対しこの懲罰によりてその行為が悪であるということを児童がよく理解し会得するや否やということは決して忘れてはならぬ第一の要件であります。

かの下等社会の親が何かといえば一も二もなくその子を叱るたたくというのは、もとよりその子の教育のためではなくて、ただ自分の癇癪《かんしゃく》を慰めるがために小児を犠牲に供するので、少しく心あるものは誰でもはなはだ不都合のことと認めるのである。教育者もしくは教育に心あるものは、賞も罰も自分のためではなくもとより児童のために適用するのであるけれども、いたずらに児童を教育者がおのおの自分の心理に比較し児童そのものの心理状態を知らず、あるいは児童の心理を知るといえどもさらに深く児童の心持になってやらなければ、その賞罰の弊害は前に述べたる下等社会のものとその差はおいおいいくらも違わないようになるのであります。

幼児もしくは低能児はその不良行為と罰との関係を知ることができず、何故にこれが悪なるや、これを悪とすればいかになせばよろしきや等の判断ははなはだ薄弱であるから、その罰をおこなうがためにかえって種々の不良の結果を来すものであります。

私が小児のとき一匹の小犬を飼っていたが、庭先などへところ選ばず糞をして困るから、私が三四回この小犬をその糞のところへ頭をおさえつけてひどくたたいたところが、その後この小犬が糞をするとき肛門から糞が出かかっているのを、尻をつぼめてこれを出すまいとてキャンキャンと鳴いていたことがあった。かわいそうな賢い小犬でありましたが、本人の心持では恐らく糞をしては悪いと思い、出さないようにと努めたのでありましょう。

現在私の病院に十歳の男児、一高度白痴の患者がありまするが、この患者に声をかけあるいはその傍に近よれば、ただちにその患者は片手をあげてその頭を防がんとする挙動をする習慣がある。恐らくはその入院前平常親たちに何かにつけて頭を殴打さるる習慣があったものと推察さるるのであります。

また盗食癖ある白痴患者に対しこれを叱責殴打することたび重なれば、本人はその盗食という不良行為に対する判断はなくて、ややもすればすべて食物を食すれば常に殴打さるるものと連想し解釈し、平常食物を摂るにも常に戦々恐々としてキョロキョロとあたりを見回し、飢餓食欲にかられてかえって奪食盗食の癖を養成するようになることがある。三四歳の小児はよくむやみに玩具や器物を投棄し破壊する。私の友人の七歳になる男の子は非常に丈夫な上等の汽車の玩具を、火箸や金槌をもって熱心に小半日かかってこれをこわし、母ちゃんヤットこわしたといって母の前に持ってきたことがある。小児はこれを悪いこととは思わない。而してこの三四歳の小児に対しこれを叱責するも、その破壊行為と叱責《しっせき》とのあいだの関係を連絡する判断はないから、破壊行為の愉快なることと叱責の恐ろしいこととまったく別々である。ゆえにたびたび叱責すればその叱責のみを恐るるようになるばかりである。叱責および賞賛ともに、幼児および低能児にはあたかも電光の消えて跡なきがごとく、ただ一時的の感応のみにとどまり、長くその生活に適当の影響をおよぼすことははなはだ少ないもので、低能者は一度や二度や自身の経験で自らしくじってこれに懲りてさえも同一の失策を反復することが多い、いわんやよくその意味のわからぬ叱責によりてそのことを反省するということは思いしよりも難しいものである。

低能者の連想は多く現在のみであって、過去と未来とはなく因果の関係は乏しく、その考慮の範囲がはなはだ限局されているから、細かな説諭訓戒等をしてもまことに功の少ないものである。説諭があまりうまくて種々の格言や例証やが多いときは、またかようなことがたび重なる間には、かえってその低能児は言葉の外形のみを記憶してこれを悪用するようになることがある。すなわちただ口真似のみ達者になってかえって実行に遠ざかるようになることが多い。すべて低能児等に対する命令訓戒は常に言語もっとも簡単明瞭で、実際に適合し、意味のなるべく広くないように、かつ常に命令と禁止とが一定して決して昨日と今日と親たちの気分によって異なるようなことがあってはならぬ。また幼児低能児に対する言葉は、内容のほかに優しきあるいは荘重なるあるいは性急なる等その仮声すなわち言いぶりもまたなかなか大切である。人の言葉のわからぬ犬などは、叱るような声で「来い来い」といえば逃げて行くが、やさしい声で「そち行け行け」といえばこちらへ来る。しかるに言語を理解する幼児低能児でもこの言いぶりはなかなか影響の強いものである。幼児低能児は親たちの言いぶりで言葉の内容はともかくこれによりてよく言うことを聞き、あるいは反抗して始末につかぬことなど日常経験するところである。

私の実験した十四歳の低能児などその既往の訓戒はもとより未来の禁止にても、思いしよりも本人はいっこう痛痒《つうよう》を感ぜぬものであった。たとえばその児童の欲しくてたまらぬという箱庭の材料を与えて、これを作るのに少しく飽きてきたときには、早やその材料を乱散し破壊してかえりみない。これを訓戒しかつこの後ふたたび買ってやらないといっても、本人はいまはもはや飽きて欲しくないときであるから、買ってもらわなくとも別に痛痒を感じない。しかるに二三日を経てまた欲しくなったときはすでに前の禁止は忘れて跡なく、かつその意のごとくしてやらなければはなはだ失望して苦情たらたらである。ただその現在々々の気分に支配されて前と後との関係の思慮は少しもない。また箱庭を作るに要する器具などこれを始末しなければ材料を買ってやらない、それをかくかくしておけば明日買ってやるということを約しておいても、本人はその翌朝材料を買う金銭を請求することは決して忘れない。けれどもその他の約束はまったく関せずという有様で、つまりその善悪に関する関係的の判断が薄弱なのである。

生来性犯罪者が、特赦にあって監獄を出でて間もなく同一のことを反復するのは、咽喉元過ぐれば熱さ忘れるということく、もはや前の苦痛や後悔は忘れて現在の気分欲情に支配さるるがゆえである。すなわち彼らのためには刑罰はその犯罪を絶つの最良手段とは言い難い。否むしろ彼らが獄内で同囚とともに悪事を研究するの機会を与え、かつ刑罰を受くることによりてかえって羞恥の情を失い、かつ刑罰に慣れてその恐ろしいということを知らぬようになるという弊害があるのみである。

以上述べたるがごとく懲罰はこれにより児童をして善悪の判別、関係、理由を知らしめ、その悪の悪果を会得させこれに懲りさせることを目的とするものであるから、よくその心理状態に適応し、低能の程度により各個人の性格の如何により、応用を異にしなければならぬわけである。しかるにこの目的を達するには懲罰よりも平常独立独行の良習慣を養い、その不良行為が不愉快、不都合、不利益の結果を来すものになることを自識自得するように、周囲の関係境遇より導くよう教育上工夫の労を取ってやらなければならぬ。ただしこれは実際にはなかなか困難のことであるから、ツイツイ誰も軽便なる懲罰を用ゆるようになってくる。かくのごときはただ教育者の気分であって、決して被教育者の改善を目的としてのことではない。すなわちこの懲罰は被教育者のためにはまったく無益であってかつ種々の弊害があるのであります。

シュヴェンクという人はこの懲罰に関して「如何にするも仕方のない痛い目を見せるよりほかに仕方がない」と申していますが、この語はあまり要領を得たこととも思われぬのである。この如何にするも仕方なきごときものは、これに対し痛き目を見するも、多くはなおさら仕方のないもので、かえって反抗と強情とを養う方法となるのみである。

ドイツでは小学生に懲罰として、その軽重により掌《てのひら》を打ちあるいは耳を引きあるいは臀部を打つ等のことがおこなわれているけれども、これらははなはだ野蛮の習俗であって、私は日本の小学校などにかくのごときことのなきを文明的の良風であると信ずるのである。臀部を打つなどの目的は疼痛《とうつう》のためか威嚇《いかく》のためかはなはだ解しがたい。かくのごときことはしばしば反復すれば、もとより何の功もなくただその人間をしぶとくするのみである。

ドイツには鞭撻《べんたつ》問題 Peitschenfrage といって教育上の問題があるが、単に鞭撻するの良否については私はまったく反対の意見を有しているものである。教育上賞罰問題は今日なお学者の意見が一致していないけれども、よくその目的と手段とを考えて各場合に適当に応用せねばならぬ。而して私は常に懲罰の度の過ぎたるよりは及ばざる方を採るのが、間違いのないことと考えるのであります。低能児の不良にして反社会的のもので社会に放任しておくことの危険あるものは、最後には病院もしくは社会的の設備ある相当の場所に収容して社会から隔離するよりほかにしかたがない。これはもとより懲罰の意味ではない。

つぎに賞についてはは小児をお持ちの方はみなご承知のことであろうが、小児のいたずらをするとき叱責して功の少なきに反し、賞めそやして著しく功あることは私どもの日常経験するところである。とくに積極的の良習慣、朝顔を洗うこと、ご飯をこぼさぬこと、衣を着替えるなどほとんど賞めることのみによりてよく成功し、これを叱責すればかえって拗《す》ね、意地張り強情を通してなかなかおこなわれぬものである。ただ叱責は、これを取り出してはならぬ、壊してはならぬなど消極的の単一なる禁止に応用さるるのみ。而してこれにもただ荘重なる言語と態度とをもって対すれば足るのである。他の小児の、人に唾《つば》を吐きかける真似をして悪習を得たときなどでも、これを叱責して改めんとするよりは、むしろまったく知らぬ顔して放任するほうがかえって良策である。また障子を破る悪習なども同じく、譴責すればかえってその悪戯《いたずら》したいという感情に執着し興味を覚えてますます盛んにやるようになる。これも知らぬふりでその破ったあとをすぐ繕《つくろ》っておけば、小児はこのことから自然に興味を失いいつのまにか忘れてしまうようになるのである。これらの経験によりてもよく罰の功は少なくて、かえって賞の有効なることがわかる。すでにかの先代萩《せんだいはぎ》の千松でも賞められたさが一杯で、わしゃいつまでも辛抱する、というではありませんか。私は平常自分の子どもに対しては、子どもがたとえ悪戯をして始末につかぬときでも、これを叱責すべきやあるいは暴力を用いて制御すべきや、あるいはその他の方法を用ゆべきや、私自身の知識一杯でその目的に対する手段の有効如何を予定する事のできない限り、仕方なしにまずこれを傍観しその決断のつくまではそのままに放任するという主義でやっていますが、多くの場合、決断に鈍き私がいろいろと工夫する間にはすでにその事件は経過して手を下す必要がないようになるのである。

モンテッソーリ女史は、児童を過度に賞賛しまた商品を与える等につきても、その弊害を認めてあまりこれに賛成せぬほうである。よく児童の自発的活動を十分に尊重するの方針であって、児童はその自発的活動によって得たる成功の愉快と幸福は、決して受動的に得たる賛辞や商品のおよぶところでない。いたずらに児童に賞賛を乱用するはその児童の自発的活動の快楽を減殺するものである。

私の三歳六ヶ月の児童が山吹鉄砲を自ら用ゆることのできるようになったときの喜悦は大変なもので、女中から母からまた父から持ち回り、これをトントンと鳴らして大得意になった。いままでいかなる玩具や何や決してそう悦ぶものではない。何となれば自発的に自らあえてぜひ欲しいというものでないからである。

賞賛または賞与を与うることが度に過ぐれば、その弊害はただその児童の虚栄射幸の心を挑発していたずらに外見のみをつくろい、かの十四歳の低能児が問題に対し出放題の答えをなし僥倖をあてに賞賛を得んとするようなもので、児童の自発的活動を没却《ぼっきゃく》してしまうようになる。なんとなれば児童はその努力によりて得る真の幸福よりは僥倖によりて得るものが軽便であるからである。またこの賞賛も慣るれば分外の幸福もあまりありがたくなくなり、したがって自己の分を忘れ飽くことを知らぬようになる。

この叱責懲罰も度に過ぎこれに慣るればしだいにこれに対する感情は鈍くなり、激しき譴責も馬耳東風のごとく聞き流し、懲罰も慣れてはついに苦痛とならずかえって反抗心となり強情となり、賞罰ともに度に過ぐれば常に独立心を失い虚偽に陥りやすくなるのである。

一般の理論は大体ここに述べたようなもので分かっているが、さて実際には一々の場合にあたっては、実行方法がいかにすればよいかなかなか決断しがたいことがたくさん出てくる。たとえばここに一低能児があって、平常かねて自分の室内を整頓するように言いつけてあるにもかかわらず、常に児童がよく命を守らずすでに寝ていたとすれば、この悪習を矯正するのにいかなる手段を採るべきや、あるいはこれを叱責鞭撻すべきや、あるいは呼び起してその平常命じてあることを実行せしむべきや、あるいは他に相当の悪報を与うべきやなど思い迷うことが誰しも多いことと考える。かくのごときとき私は前にもちょっと申したとおり、必ず一定の目的を達し得べき方法の判断ができないかぎり、これを放任してさらにその工夫を研究するよりほかに最善の方法はないと心得てお貰いしたい。碁を打っても石を下すにあたりその石が有効のものでないときは、ただの無駄石となるばかりでなく必ず有害となるものである。以上不十分ながら児童もしくは低能児に対する賞罰に関して私の意見をお話ししたしだいであります。

最後に低能児教育の効果につき一言述べてこのお話を終わります。西洋には最近にいたり種々特殊教育の機関あるいは社会的保護救済事業等この二三十年間長足の進歩をなし、その効果は着々として大に見るべきものがありますけれども、かくのごとき低能児ははなはだ不良になりやすき傾向の多いもので、もし長じて一度不良児もしくは犯罪者となってしまった後は、これが教育治療により表面上ひとたびは治したるがごとく見ゆるにいたるも、些細なる境遇の悪影響から再びもとの悪性に立ちかえり、習慣性不良行為者となるものがはなはだ多い。ゆえに教育上もっとも注意すべきことは、その低能児をなるべく早期に診断しいまだその大木とならざる前、二葉にしてこれを絶つことに努めなければならぬ。而してその教育はいたずらに高きを望まず、平易なる実際生活、簡単なる自活職業を授け、おのおのその分に応じて小成に安んじ、小さくとも完全なる人格に養成しなければならぬのであります。

終りに臨んで世の児童教育にたずさわる方々に望みたきは、軽き低能児を事情の許す限りその家庭に預りて世話をすることであって、これにより教育者はその低能児につき精密なる観察をなすことができて教育上大いに得るところがあることと思う。また一方には低能者を有する家庭および周囲は、普通その低能者に対し種々有害なる事情の伏在するところであるから、親たちはなるべくその低能児を自分の家庭に置かないで、信ずべき教育者なり医者なりのところへ頼み、その児童の教育上のことを一切うち任せたほうがもっとも有効な方法であります。これをもって私は低能者本人のためにも社会のためにも一挙両得の策であると信ずるのである。

著者略歴

畑野 文夫

1940年東京に生れる。1962年鈴木知準診療所に強迫神経症のため入院し、森田療法の指導を受ける。1965年早稲田大学第一文学部仏文科を卒業し、講談社に入社。美術図書の編集に携わる。美術図書第二出版部長、美術局長、取締役総合編纂局長、常務取締役（書籍部門担当）、講談社インターナショナル社長をつとめる。

現在、森田療法の勉強会「正知会」会長。

著書『森田療法の誕生――森田正馬の生涯と業績』（三恵社）

E メールアドレス : fu-hatano@jcom.zaq.ne.jp

森田療法はこうしてできた　続・森田療法の誕生

2024年 4月 17日　初版発行

著 者　**畑 野 文 夫**

定価（本体価格1,500円＋税）

発行所　株 式 会 社　三 恵 社

〒462-0056 愛知県名古屋市北区中丸町2-24-1
TEL 052(915)5211
FAX 052(915)5019
URL http://www.sankeisha.com

乱丁・落丁の場合はお取替えいたします。

ISBN978-4-86693-911-7 C1047 ¥1500E